别把有毒的食物带回家

郑育龙◎著

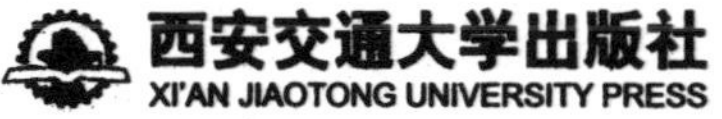

西安交通大学出版社
XI'AN JIAOTONG UNIVERSITY PRESS

图书在版编目（CIP）数据

别把有毒的食物带回家/郑育龙著. —西安：西安交通大学出版社，2015.4

ISBN 978-7-5605-7205-5

Ⅰ.①别… Ⅱ.①郑… Ⅲ.①食品安全－基本知识 Ⅳ.①TS201.6

中国版本图书馆CIP数据核字（2015）第061416号

书　　名　别把有毒的食物带回家
著　　者　郑育龙
责任编辑　张沛烨　高　凡

出版发行　西安交通大学出版社
（西安市兴庆南路10号　邮政编码710049）
网　　址　http://www.xjtupress.com
电　　话　（029）82668805　82668502（医学分社）
（029）82668315　82669096（总编办）
传　　真　（029）82668280
印　　刷　廊坊市华北石油华星印务有限公司

开　　本　710mm×960mm　1/16　印张　16.75　字数　221千字
版次印次　2015年7月第1版　2015年7月第1次印刷
书　　号　ISBN　978-7-5605-7205-5/TS·18
定　　价　32.00元

读者购书、书店填货、如发现印装质量问题，请通过以下方式联系、调换。
订购热线：（010）64925278
读者信箱：medpress@126.com

前言 PREFACE

“早餐喝甲醛防腐的牛奶，中午搭硫酸铜染绿的菠菜，吃掺了硼砂的火腿，再来半瓶用超量品红和石膏处理过的葡萄酒……这样吃个20年，你们还能指望这个人有胃吗？”

说出上面这番话的，是100多年前的法国教授布华赫戴勒。话虽然有些夸张，关注食品安全的心情却是迫切而真实的。然而，同样是食品安全问题，在今天的中国人眼中，却早已见怪不怪了。

苏丹红鸭蛋、孔雀绿鱼虾、三聚氰胺奶粉、甲醛奶糖、带花黄瓜、爆炸西瓜、染色花椒、墨汁石蜡红薯粉、瘦肉精猪肉、假牛肉、毒韭菜、染色馒头、毒豆芽、毒生姜、染色蛋糕、毒豇豆……就连肯德基、麦当劳、必胜客等国际知名快餐连锁店的供应商福喜，也被曝出大量使用过期变质肉类的违法行为。这令人们不由得感叹：“我们今天还能吃到健康的食品吗？”

无毒、无害，符合应当有的营养要求，不会对人体健康造成任何急性、亚急性或者慢性危害，这是我们对食品安全下的基本定义。早在2500多年前，孔子就曾对自己的学生讲过著名的“五不食”原则：“鱼馁而肉败，不食；色恶，不食；臭恶，不食；失饪，不食；不时，不食。”这可以说是有关饮食安全的最早记载。而在西方古老的《圣经》中，也有关于饮食安全与禁规的内容。对于食品安全的重视，无论东方还是西方，自古以来都是一样的。

“民以食为天，食以安为先。”饮食是人类社会生存发展的第一需要，人们每天都需要摄取一定量的食物，以保证自己的身体健康、生长发育和各项活动。食品质量的好坏直接影响人们的身体健康，是关系到每一个社会成员切身利益的大事。

随着新技术和新品种的不断开发，有机食品、环保食品、转基因食品进入了千家万户的厨房。餐桌上日益丰富的各类食品，刺激着人们的味蕾，不知不觉中改变着我们的饮食生活。可是，层出不穷的食品安全问题，却不断地挑战着大众的承受底限。人们在享受“舌尖上的美味”的同时，更多的注意力则是投向了如何保障自家“舌尖上的安全”上。虽然人们很少将食品安全挂在嘴边，但在日常采购和饮食的过程中，已经不知不觉地将食品安全放在了第一位。因此，我们在惊叹食物的色、香、味的同时，更要掌握一些营养学的常识，学会去了解食品背后的真相。

制伪、掺假、掺毒、欺诈现象屡禁不止，威胁着人们的健康和安全；环境的污染让食品污染不断加重，有害有毒化学物质问题越来越突出；农产品和加工食品中种类繁多的农药残留，至今仍然是最普遍、最受关注的食品安全问题；新的致病微生物引起食物中毒，滥用农药、抗生素、激素类物质的副作用，核素的污染，也给食品增加许多交叉感染的机会。也许你并不曾留意，但在我们的日常生活中，每天其实都可能会吃进一些影响我们身体健康的有毒食物。因此，关注食品安全，实质上就是为我们的健康做保障。

当我们进入超市购买鱼、肉、禽、蛋等食品时，最好能先看一看包装，摸一摸手感，以此来判断是否有腐坏、异味或病虫污染；当我们站在食品货架前时，那些印有“不含添加剂”“纯天然”“绿色食品”“有机食品”等标志的食品，需要我们格外引起注意；当我们去菜市场挑选蔬菜时，要留心它的产地、质量以及是否存在滥用农药的问题；当我们拿起一个水果时，要会辨别其中是否含有催熟剂……

拥有一个安全、健康的饮食环境，实现科学饮食、健康养生，需要每个人的关注和重视，只有这样，才能确保我们每天离不开的食物的安全，才能买得放心，吃得舒心。

目录 CONTENTS

第1章　今天还能吃什么：常见“毒食”大盘点

站在街边享受的不是美味，而是“毒品”；吃进肚子里的不是营养，而是化学物质；摆上餐桌的不是美酒，而是甲醛；果篮里装的不是鲜美诱人的水果，而是催熟剂、膨大剂、色素……

最流行的健康杀手——美味烧烤　/　004
催熟“毒水果”的美丽诱惑　/　005
激素食品的隐忧　/　007
“洋快餐”的真相　/　008
那些很香很香的腌制食品　/　010
硫磺熏蒸的食品　/　011
油炸，油炸食品　/　012
小心垃圾食品中的铅毒　/　013
反复加热和烹炒的“回锅菜”　/　016
口味各异的“染色馒头”　/　017
“一滴香”化学火锅揭秘　/　018
山西陈醋“勾兑门”　/　019

第2章　将有毒的食物拒之门外：五谷类

我国古籍《黄帝内经》中有论述：“五谷为养，五果为助，五畜为益，五菜为充”，所以一日三餐，谷薯豆乳肉果蔬，一样都不能少。而这些有益于保健养生的食材，如何选购？看、闻、触、尝断优劣的生活经验离不了，而辨识真假食品的功夫也十分重要。

小心遇上“毒大米”　/　024

面粉过白不宜买 / 025
杂粮的安全选购 / 026
警惕染色小米和“陈”小米 / 026
糯米、粳米看仔细 / 028
注意染出的黑米、紫米 / 029
淀粉的安全选购 / 030
豆类的安全选购 / 032
芝麻的安全选购 / 034
燕麦的安全选购 / 035
全麦食品的安全选购 / 036

第3章 将有毒的食物拒之门外：畜肉类

肉类作为日常饮食中必不可少的一种食物，不仅是人体获取蛋白质和能量的主要来源，而且还具有极高的营养和食用价值。动物蛋白质属于优质蛋白质，肉类食品可以向人们提供优质蛋白质及多种氨基酸。科学研究表明，吃肉对身体的健康影响巨大。为了身体的能量需要，不妨每天适量来点肉。

不同部位的肉，口感大不同 / 040
动物的哪些器官不宜吃 / 042
购买冷藏肉食小心“复冻肉” / 043
巧识别三大“问题肉” / 044
猪肉的安全选购 / 045
牛肉的安全选购 / 047
羊肉的安全选购 / 048
鸡肉的安全选购 / 048
兔肉的安全选购 / 050
狗肉的安全选购 / 051
酱卤肉的安全选购 / 052
如何鉴别毛肚的质量 / 053
火腿的级别及质量鉴别 / 054
腊肉味美不宜多吃 / 055

第4章 将有毒的食物拒之门外：禽蛋类

蛋类是一种高营养食品，蛋中除了含有抗坏血酸外，几乎含有人体必需的所有营养素，且易于消化吸收。蛋类主要含有丰富的蛋白质、脂肪、维生素和无机盐。蛋类中富含的多种必需氨基酸，非常适合人体需要。禽蛋可以称得上最天然的营养食物。

鲜蛋的安全选购 / 058

腌制咸蛋的安全选购 / 059

松花蛋的安全选购 / 060

鹌鹑蛋的安全选购 / 061

第5章 将有毒的食物拒之门外：蔬菜类

蔬菜含有丰富的维生素、纤维素和多种无机盐，是人类健康不可缺少的食物。多吃一些深绿叶蔬菜，有助于健康。蔬菜的价值对于人体健康无法估量，如果在平常的饮食习惯中，身体摄入蔬菜数量太少，会严重影响身体健康。

如何购买无公害蔬菜 / 066

反季节蔬菜怎么买 / 069

绿叶蔬菜的安全选购 / 070

块茎蔬菜的安全选购 / 072

瓜类蔬菜的安全选购 / 075

酸菜的安全选购 / 077

天然野菜的安全选购 / 078

食用菌类的安全选购 / 080

认清催熟的西红柿 / 081

豆腐的安全选购 / 082

豆芽的安全选购 / 084

第6章　将有毒的食物拒之门外：水果类

瓜果梨桃，各色的新鲜水果大量上市，谁能拒绝甜美清香的果味？当身体需要大量维生素和矿物质的时候，满足身体需求的方法就是吃水果。

时令水果是首选　/　088
如何挑选木瓜　/　089
如何挑选优质猕猴桃　/　090
如何选购水蜜桃　/　091
如何选购葡萄　/　092
如何买到鲜荔枝、龙眼　/　093
购买橘子、脐橙防染色　/　095
谨慎购买打蜡苹果　/　096
柿子的选购　/　097
热带水果的安全选购　/　098
进口水果的安全选购　/　101
水果罐头的安全选购　/　102

第7章　将有毒的食物拒之门外：水产类

人们热衷于吃海鲜，关键吃的是一个“鲜”。而各种水产品不仅能带来鲜美的滋味，而且富含易于人体吸收和消化的蛋白质，是人类的优质蛋白食物。

如何鉴别水产品的新鲜度　/　106
怎样鉴别甲醛泡发的水产品　/　107
鲜鱼的安全选购　/　108
螃蟹的安全选购　/　110
识别鲜虾仁质量　/　111
虾皮的选购　/　112
海虾和河虾的鉴别　/　113
贝类的安全选购　/　113

第8章 将有毒的食物拒之门外：牛奶类

优质的乳制品是钙的最佳来源。牛奶以及奶制品含有优质蛋白质、人体必需的微量元素和氨基酸，其营养价值是其他食品无法比拟的。面对市场上众多的鲜牛奶、风味乳、配方奶粉、酸牛奶，该选哪一款？

鲜牛奶的安全选购 / 118
如何鉴别生鲜牛乳 / 119
认识“牛初乳” / 121
如何识别假奶粉 / 123
配方奶的安全选购 / 124
高钙奶的安全选购 / 126
酸奶的安全选购 / 127
脱脂奶的安全选购 / 129
奶油的安全选购 / 129
奶酪的安全选购 / 131

第9章 将有毒的食物拒之门外：调味品类

油盐酱醋，调出百味生活。食物的美妙滋味都来自调味品的巧妙使用，地道的调味品自然使食物具有正宗的风味；而如果选错调味品，就难免吃出尴尬来。

食用油的安全选购 / 136
香油的安全选购 / 138
蚝油的安全选购 / 139
橄榄油的安全选购 / 140
碘盐的安全选购 / 141
花椒、大料类调味料的安全选购 / 143
味精、鸡精类的安全选购 / 144
食糖的安全选购 / 146
调味面酱的安全选购 / 147

酱油的安全选购 / 149
陈醋的安全选购 / 151
料酒的安全选购 / 152
火锅底料、“浓汤宝”汤料的安全选购 / 153

第10章 将有毒的食物拒之门外：酒水饮料类

人们的生活离不开美酒与饮料的陪伴，好酒或好的饮料不仅让餐桌增添几分情趣和雅兴，对身体还大有裨益。当人们感到口渴难耐或是热气难当时，一款清凉舒爽的酒水就是必备之需。

如何鉴别白酒 / 156
如何鉴别葡萄酒 / 158
如何鉴别名酒的真伪 / 159
如何辨别洋酒 / 160
夏天要喝好啤酒 / 161
乳酸菌饮料的差别 / 163
蔬果汁饮料怎样鉴别 / 164
如何鉴别鲜榨果汁 / 165
固体饮料的选购 / 165
琳琅满目的茶饮料 / 166
如何鉴别茶叶的优劣 / 167
掺假花茶如何鉴别 / 170
如何鉴别蜂蜜的纯度 / 170
咖啡的选购 / 172

第11章 将有毒的食物拒之门外：干货类

干货零食在各大超市几乎随处可见，种类繁多、口味各异的瓜子、果干、鲜枣，不仅是儿童的最爱，更深受青年白领的追捧。在休闲的假日、工作闲余时刻，备上一些健康的零食，已成为当今饮食的风尚潮流。

坚果的安全选购 / 176
板栗的安全选购 / 177
榛子的安全选购 / 178
核桃的安全选购 / 179
枣的安全选购 / 181
果脯蜜饯的安全选购 / 182

第12章 食物随便吃要不得：膳食平衡和搭配

平衡膳食是一种有利于生长发育、维护身体健康而合理适当的科学膳食方法。平衡膳食的原则是多种食物经过科学调配，使提供的热能和各种营养素与人体的需要之间取得平衡，既不过剩也不欠缺，相互配合而不失调，供需之间达到营养平衡。

平衡膳食，饮食要有合理性 / 186
食性与体质 / 187
饮食与时令 / 189
主食与副食搭配 / 191
荤食与素食搭配 / 192
“粗粮”和“细粮”搭配 / 193
酸性食物和碱性食物搭配 / 194
五谷类食物搭配禁忌 / 196
畜肉类食物搭配禁忌 / 196
禽蛋类食物搭配禁忌 / 197
蔬菜类食物搭配禁忌 / 197
水果类食物搭配禁忌 / 199
水产类食物搭配禁忌 / 199
牛奶类食物搭配禁忌 / 200
调味品类食物搭配禁忌 / 201
饮料类食物搭配禁忌 / 201
干货类食物搭配禁忌 / 201

第13章 把毒素从食物身上赶跑：家庭消毒秘笈

不要轻信那些外表光鲜的食物就是优等品，它们表面上的细菌、微生物、防腐剂、致病因子等都是健康的隐患。吃前不消毒，吃进更多毒，要想拒绝无毒食物，先把食物消毒作为日常的饮食习惯。今天，你给食物消毒了吗？

热力蒸汽灭菌技术 / 204
辐照灭菌技术 / 206
高压电场脉冲灭菌技术 / 207
其他物理（化学）灭菌技术 / 209
给食物消毒的误区 / 211
蔬菜浸泡时间长未必能消毒 / 212
蔬果消毒，彻底杀灭微生物 / 213
肉类加热消毒要达100℃ / 215
浸泡消毒法，让毒素充分溶解 / 216

第14章 给食物上道保险：厨房清洁消毒窍门

食物中有多少外来毒物都是来自厨房的污染，抽油烟机、燃气灶、炉台的污渍，水槽内的水垢、刀具上的铁锈，擦桌布上的细菌，都会使食物变色、变质、变味。所以，要使食物无污染，先给食物一个无污染的环境。

拥有一个清洁的厨房环境 / 220
家用燃气灶的清洁 / 221
抽油烟机的拆装和清洁 / 222
微波炉如何清洁 / 224
轻松去油污 / 225
榨汁机的清洗 / 226
刀具除锈 / 226
水壶除垢 / 227
抹布，最好两周一换 / 228

餐具消毒的常用方法 / 228
微波炉消毒效果好 / 230
用什么样的筷子最健康 / 231
不可小看的餐巾纸 / 233
一次性纸杯是否真卫生 / 234
保鲜膜的使用 / 235
洗碗机消毒 / 236
冰箱消毒，每周一次 / 237

第15章 有毒无毒都写着：正确识别食品标签

食品标签是食品的“身份证”，每种食品都有唯一的一个食品标签与之对应。通过食品标签上的信息，我们可以了解食品的配料、营养成分、含量、保质期、出产地及食用方法等。可以说，好质量的食品从科学规范的食品标签开始。

正确识别食品标签 / 242
利用食品标签选购食品 / 243
包装上的防伪标签 / 245
正确识别营养标签 / 246
食品的保质期和保存期不一样 / 247
如何看“洋食品”标签 / 248
认识“QS认证”标志 / 249
认识“ISO9000认证”标志 / 249
认识“ISO22000认证”标志 / 251
认识“HACCP认证”标志 / 251
认识“GMP认证”标志 / 253

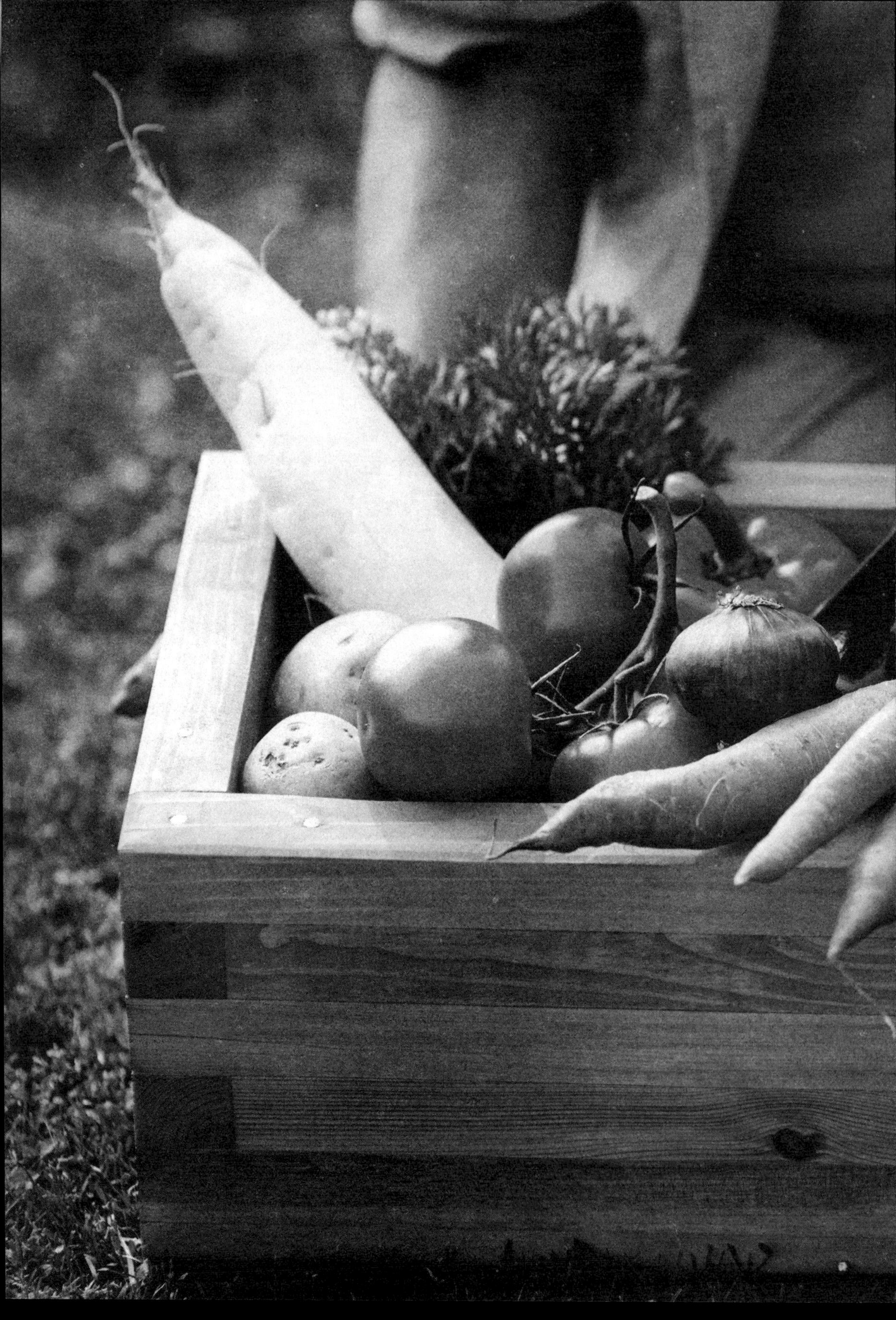

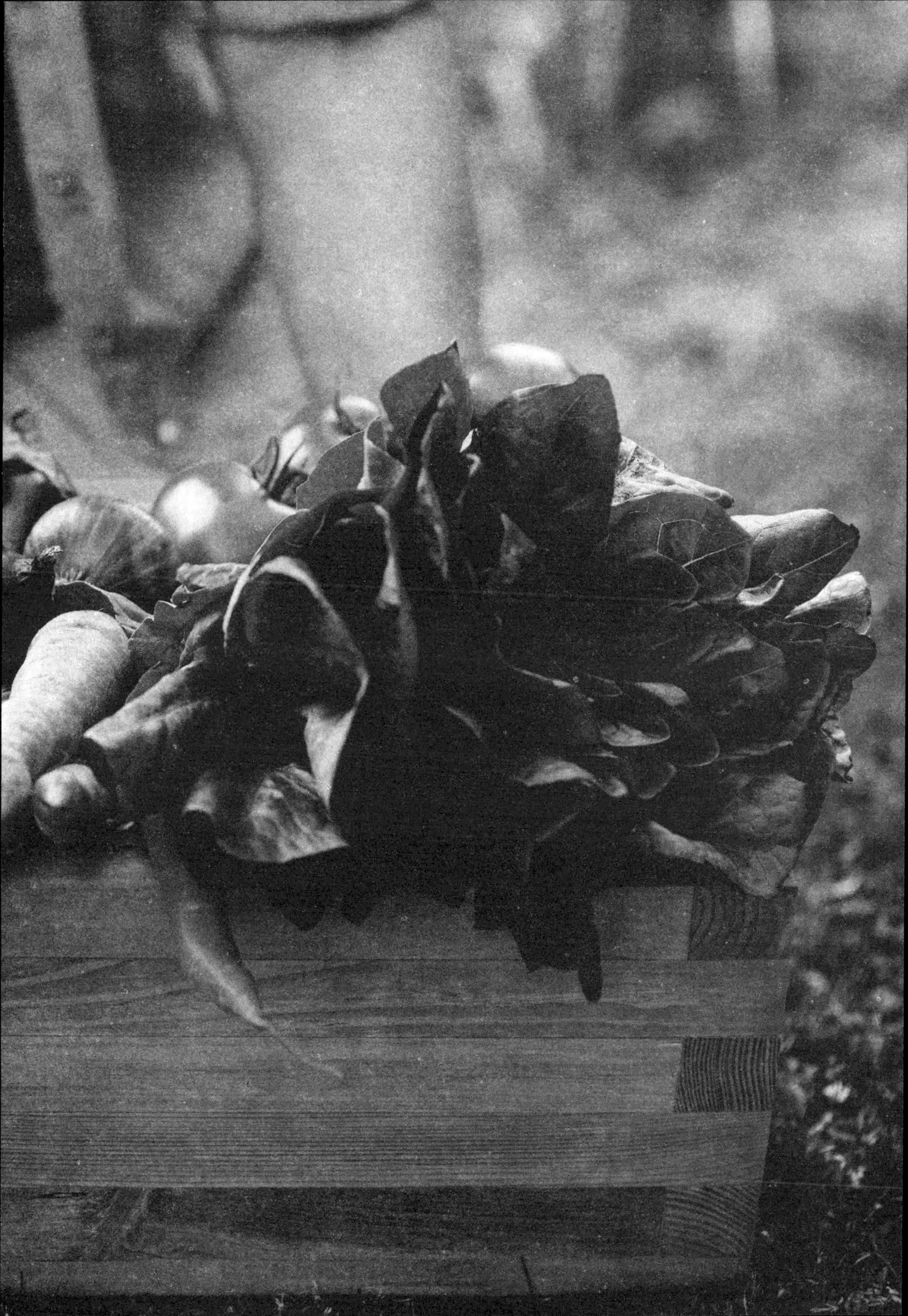

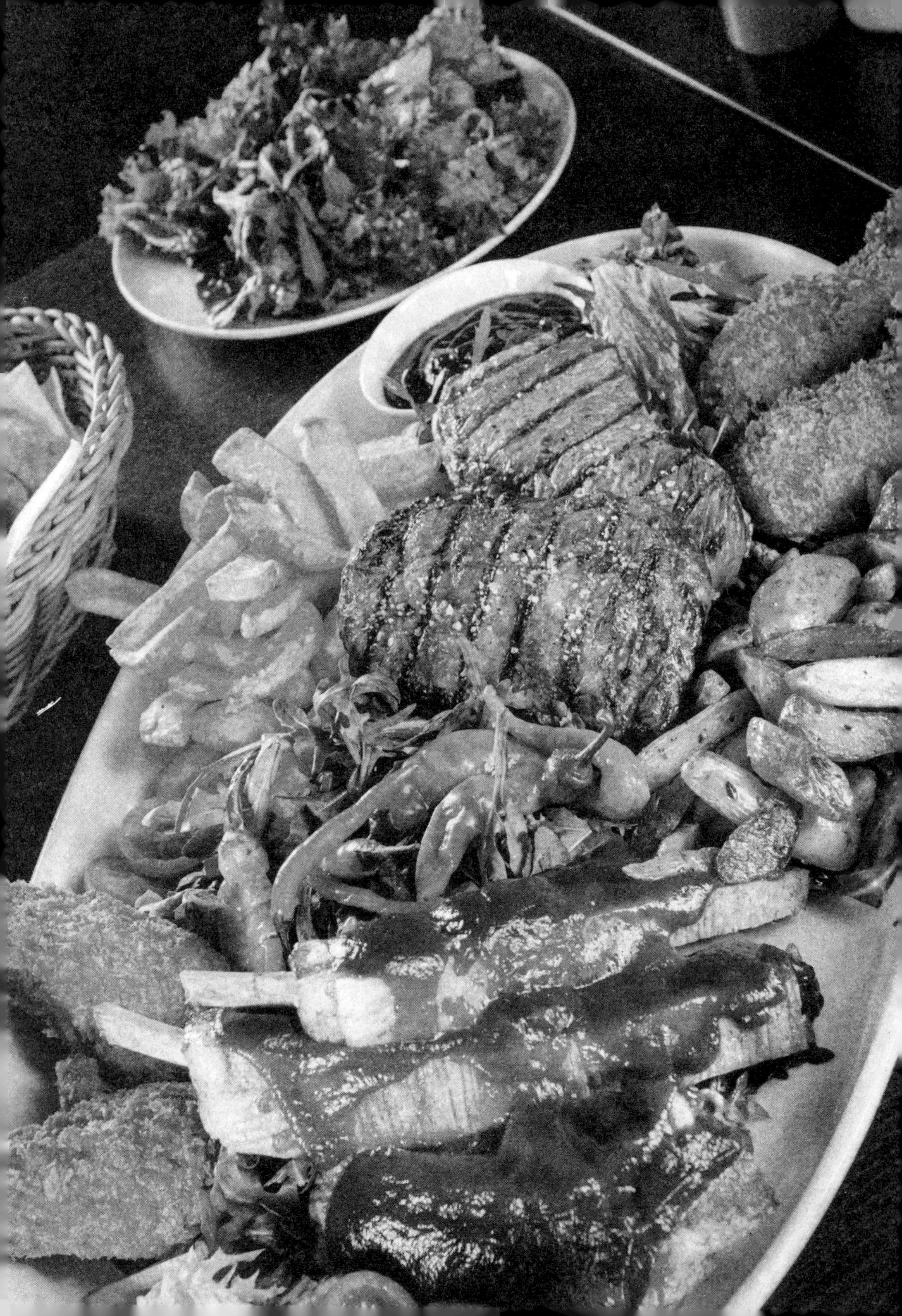

第1章

今天还能吃什么：常见“毒食”大盘点

站在街边享受的不是美味，而是“毒品”；吃进肚子里的不是营养，而是化学物质；摆上餐桌的不是美酒，而是甲醛；果篮里装的不是鲜美诱人的水果，而是催熟剂、膨大剂、色素……

最流行的健康杀手——美味烧烤

色泽金黄的烤红薯、飘香四溢的烤羊肉串、鲜嫩可口的烤翅，看见这些令人垂涎欲滴的美味烧烤食品，谁能拒绝它们的诱惑呢？

然而，在享受烧烤食品带来的美好味觉体验时，大量毒素和有害物质也随之进入我们的身体，严重影响着我们的健康。烧烤食品的危害数不胜数，最好不要贪恋“美味”的烧烤食品。

长期食用有害健康

烤肉类食物对于人体吸收蛋白质、氨基酸以及维生素营养物质十分不利。虽然熏烤时肉类散发出的浓郁香味令人垂涎，但肉类中的维生素、氨基酸却被破坏了，蛋白质也因此发生了变异，容易加重肾脏和肝脏的负担。此外，肉类食品在烧烤过程中会生成一种蛋白质AGE，它与身体中的糖相互作用，会导致动脉硬化。当鸡被烤得外焦里嫩、酥脆可口时，所含的AGE是清蒸鸡AGE含量的3倍。

容易产生致癌物

研究显示，烧烤食物中含有多种致癌物，长时间食用者，胃癌、肠癌等疾病的发病率要比常人高得多。

在熏烤的过程中，肉类中的脂肪受热分解后滴在炭火上，会与受热的肉类蛋白质发生作用，产生一种可以诱发癌症的有害物质——3，4-苯并芘，从而使食品受到污染。街头的烤羊肉串中的3，4-苯并芘含量通常超标。经常吃烧烤食品的人，由于体内蓄积了大量的3，4-苯并芘，容易诱发胃癌、食道癌等病症。此外，烧烤用炭火燃烧时所产生的烟含有硫氧化物、一氧化碳、氮氧化物等致癌物质，严重影响人体的健康。

易致亚硝酸盐中毒

烧烤用的肉类在烤制前一般都会经过腌制，这个过程中常使用一种叫亚硝酸盐的添加剂。亚硝酸盐与肉类食品中的物质成分发生作用，可产生游离的亚硝酸，如它与肌红蛋白结合可以生成亚硝酸肌红蛋白，从而使烧烤食品的外观变得鲜红诱人，口感也更加细腻。然而，亚硝酸盐是一种有毒物质，根据国家相关规定，严禁使用亚硝酸盐加工肉类食品。如果在加工过程中亚硝酸盐含量过高，容易引起亚硝酸盐中毒。

催熟“毒水果”的美丽诱惑

越来越多的人们疑惑，现在的水果个头大，颜色漂亮，吃起来却不甜，这是什么原因呢？原来是用了超范围、超剂量的化学药剂所致，比如催熟剂、膨大剂、增甜剂等。这些使用化学药剂的“毒水果”，严重威胁着人们的健康。

人们在选购水果时，总是喜欢选个头饱满、色泽好看的果子，而一些商家为了投顾客所好，就想方设法地给水果做包装，让西瓜、苹果等个个看上去又大又漂亮。

然而，这些用各种化学药剂加工出来的水果，能让我们吃得放心吗？看了以下这些美味的“毒水果”，还有人敢吃吗？

青芒果：生石灰捂黄

那些看起来颜色嫩黄的熟芒果很可能是用生石灰捂黄的青芒果，生石灰能够使水果的表皮显示出黄澄澄的颜色。这种芒果因为不是自然成熟的，当然不好吃。

香蕉：氨水来催熟

市面上的香蕉表皮嫩黄好看，但有的并非是自然成熟的，而是用氨水或二氧化硫催熟的。这种催熟的香蕉果肉口感僵硬，没有果香味道。而且二氧化硫会损害人体的神经系统，影响肝、肾功能。

鲜桃：工业柠檬酸浸泡

有不少颜色鲜红、不易腐烂的鲜桃是用工业柠檬酸浸泡的。这种化学物质残留会对人的神经系统造成损害，诱发过敏性疾病，严重者还会导致癌症。半熟的脆桃加入明矾、甜味素、酒精等化学物质，会变得清脆香甜。但明矾中含有硫酸铝，这种物质会导致骨质增生、记忆力减退、痴呆、皮肤弹性下降等。用硫磺熏制的白桃，其二氧化硫的残留物对人体健康有害。

青葡萄：加入乙烯变紫

把尚未成熟的青葡萄放入乙烯稀释溶液中，过一两天就变成了紫葡萄。这种葡萄颜色不均，含糖量少，汁少味淡，长期食用危害人体健康。

荔枝：硫酸浸泡更鲜红

荔枝表皮鲜红夺目，非常新鲜，但很可能是用硫酸溶液浸泡而成的，用乙烯剂喷洒可使变色的荔枝变鲜艳。经化学物质加工过的荔枝容易腐坏，不易贮存。这类化学溶液酸性较强，会灼伤人的肠胃。

柑橘：工业石蜡抛光

为了延长柑橘类水果的保鲜期，在贮存中会超量使用防腐剂；为了使果实色泽美观，在出售中会用着色剂增色，用工业石蜡抛光。而工业石蜡的杂质中含有铅、汞、砷等重金属，食用后会导致人记忆力下降、贫血。

苹果：催红素增色

用膨大素催大、催红素增色、防腐剂保鲜、工业石蜡补水，这样的苹果个大而圆，颜色鲜艳。然而，膨大素、催红素、防腐剂这些化学物质，对人体肝脏的损害很大。

梨：催长素催熟

尚未成熟的梨使用膨大素、催长素会提前“早熟”，再经过漂白粉、着色剂(柠檬黄)的漂白、染色加工，使外观看上去与已成熟的梨毫无差异。但这种梨，汁少味淡，或有异味，而且易腐烂，过量食用容易中毒。

西瓜：膨大剂催大

超标使用催熟剂、膨大剂的西瓜，瓜皮上的条纹不均匀，切开后瓜瓤鲜红，瓜子呈白色，味淡或有异味。

生柿子：酵母催熟

用酵母或催熟剂催熟的生柿子，甜度低，而残留的化学药剂会将其变成“毒柿子”。

大枣：用化学剂染色

用化学染色剂给青枣染色，青枣会变成红枣；用工业石蜡给青枣打蜡，青涩会变得红润。但享受美感的同时也染上了可怕的毒素。

激素食品的隐忧

动物养殖的过程中存在着许多违规使用化学激素的现象，其中经人工合成并被广泛应用的雌激素已被证实存在食品安全隐患。

曾有媒体报道，3名幼儿食用奶粉后身体呈现早熟特征，经检查，幼儿体内雌激素严重超标。后来卫生部对这一事件展开了调查，结果表明，婴幼儿的“早熟”症状属于单纯性早发育，与食用奶粉无关。经检测，该奶粉中含有的激素符合国家标准，并非过量。

这一奶粉导致婴幼儿身体早熟的不实报道虽然得以澄清，却在社会上引起了强烈的反响。许多乳业专家认为，乳品生产商没有必要向产品中添加激素，只有在养殖环节违规使用了激素，才可能会对牛奶的质量产生影响。

激素的含义

什么是激素，它对人体的健康有什么危害？

一般认为，激素是人或动物的内分泌腺产生的一种化学物质，在代谢、生长和发育方面具有重要的调节作用。还有一种说法，凡是通过血液循环或组织液起传递信息作用的化学物质都被称为激素。

除了现在大力提倡的母乳喂养外，中国大多数婴幼儿的主要食物和营养来源仍是配方奶粉。除了乳品原料，奶粉中允许添加的有稳定剂、酸度调节剂、乳化剂和固化剂等化学物质，严禁添加的有包括雌激素在内的各种激素类物质。

过量激素的危害

食品中含有的激素会直接或间接影响人体的健康。适量摄取激素对人体有益，超量摄取激素则对人体有害。比如，天然牛奶中含有的激素，一般不会对人体产生危害，但一些养殖场主为了提高奶牛的产奶量，采用技术手段给奶牛增加生长激素，这种激素会造成雌激素的累积，从而影响人体健康。

“洋快餐”的真相

肯德基所售豆浆非现磨、麦当劳汉堡面包暴晒、肯德基炸薯条的油数天换一次……洋快餐食品安全事件频频出现，令青睐炸鸡、汉堡的人们惶惶不安。炸鸡、烤翅、汉堡，这些备受年轻人喜爱的洋快餐，它们真的对健康有害吗？

曾有媒体报道，肯德基用于炸薯条的油每隔4天才会彻底更换一次。在此期间，肯德基的工作人员每晚都会把油渣滤掉以便第二天继续使用。紧接着，肯德基快餐食品加工不当、烹饪时间短、生产日期随意更改等问题也相继被曝光。肯德基官方虽然对此已作出明确答复，声明食品不存在质量问题，一切操作均符合正常规范。尽管如此，面对诱人的洋快餐，人们似乎不像以前那样胃口大开，想要大快朵颐了。

“洋快餐”不健康

一般来说，科学的营养标准是：58%的食物热量来自碳水化合物，30%来自脂肪，剩下的12%来自蛋白质。按照这一营养标准衡量，以汉堡包为代表的“洋快餐”显然是不符合标准的。

“洋快餐”具有“三高”（高热量、高脂肪、高蛋白）和“三低”（低矿物质、低维生素、低纤维）的特点。而高热量和高脂肪是导致儿童肥胖的罪魁祸首。经测算，一份儿童套餐中脂肪提供的能量占总能量的50%，而维生素的含量却不足脂肪含量的10%。儿童长期食用“洋快餐”，身体发育容易受到一定影响。

麦当劳、肯德基等西式快餐虽然丰富了我们的饮食，但不宜经常食用。相比之下，中式快餐营养丰富、烹饪方法科学，比“洋快餐”更有利于健康。

“洋快餐”的危害

“洋快餐”中的维生素和膳食纤维含量低，无法满足人体的正常需求。由于营养结构单一，常吃“洋快餐”还容易导致高血压、高脂血症等疾病，欧美、日本等国家已把快餐食品视为垃圾食品。

其实，高热量、高脂肪的“洋快餐”荤素搭配并不合理，在营养配比上存在很大的问题。据世界卫生组织（WHO）一项最新研究报告，在普遍采用煎、烤、烘、焙类的“洋快餐”食物中含有致癌毒素。而作为其代表食品如炸鸡、薯条等，采用不科学的油炸烹饪方式，不利于人体健康，常吃会对身体产生一定的危害。

那些很香很香的腌制食品

咸蛋、咸鱼、咸肉、咸菜等，都属于腌制食品。这类食品味道浓郁、鲜香开胃，是深受人们欢迎的“下饭菜”。然而，为了自身的健康，建议大家不宜常吃或多吃腌制食品。

维生素C缺乏和结石

腌制食品虽然好吃，但易造成维生素C的缺乏和结石。在蔬菜的腌制过程中，会破坏掉大量的维生素C，所以长期、过量地吃腌菜，会导致人体维生素C摄入不足。同时，酸菜中含有较多的草酸和钙，被大量吸收后会在肠道内形成草酸钙，草酸钙结晶沉积就容易形成泌尿系统结石。

适量吃点腌菜可以增加食欲，调节胃口，但若长期食用，就容易引起各种疾病。因此，咸蛋、咸菜等腌制食品应尽量少吃。

亚硝酸盐含量高

常吃腌制食品可致癌，这主要是来自一类毒性和致癌性很强的物质——亚硝酸盐。亚硝酸盐是经硝酸盐转化而成的，硝酸盐广泛存在于人类环境中，如水、土壤和植物。

微生物的作用可将硝酸盐转化为亚硝酸盐，并生成一种被称为N-亚硝基化合物的物质。肠道内的霉菌，如黄曲霉菌、黑曲霉菌等，与胺类物质发生作用，能促成亚硝胺的合成。

施用硝酸盐化肥，可使蔬菜中含有较多的硝酸盐。蔬菜腐败变质时，腐败菌可将硝酸盐转化为亚硝酸盐，导致亚硝酸盐含量增高。食物在烹调、烟熏过程中可使胺类含量增高；当食物发生霉变，胺类含量可增高数十至数百倍。在一些鱼类、肉类食品的加工过程中，硝酸盐常用作防腐剂和发色剂，在细菌微生物的作用下，可形成亚硝酸盐。如熏鱼、腌肉、酱油、酸菜、腌菜、发酵食品等，均含有亚硝酸盐，不宜多吃。

大量加盐危害多

腌制食品的过程中，通常需要加入大量的盐，而盐分中所含的亚硝酸盐和硝酸盐，在一定条件下会生成亚硝胺等有害物质，常吃对身体不利。

腌制食品中加入的大量盐，会导致钠盐含量超标，加重肾脏的负担，加大高血压患者的风险。盐分浓度过高会损害胃肠道黏膜，严重者还会导致胃溃疡。

萝卜、雪里蕻、白菜等蔬菜中会有一定量的无毒硝酸盐，如果放盐不足或腌制时间太短，容易造成细菌大量繁殖，硝酸盐就会变成亚硝酸盐，具有毒害作用。

含有毒的亚硝胺

腌制食品中的硝酸盐和亚硝酸盐，在一定条件下会与肉中的胺类合成亚硝胺，这种物质容易导致胃癌的产生。而香肠、火腿等腌制食品中的亚硝酸盐，也容易生成亚硝胺有毒物质。

在多种致癌物中，人们通常认为亚硝胺类、苯并芘和黄曲霉素是致癌的三大罪魁祸首，它们都与饮食有着密切的关系。

亚硝胺类化合物一般多见于烟酒、熏肉、烤肉、海鱼、罐装食品以及饮水中。如果食品腐败变质，尤其是煮过久放的蔬菜，亚硝酸盐的含量会更高。腌制食品中含有的亚硝酸盐，在人体内可以转化为致癌物质。

硫磺熏蒸的食品

硫磺熏蒸法主要应用于我国传统的药材加工，如菊花、生姜等，可用硫磺熏蒸的食物有银耳、大枣、枸杞、桂皮、花椒、八角、辣椒、豆制品等。这种方法早在2005年时就已被完全禁用，而一些不法商贩在利益驱使之下，无视人们的生命健康，仍违规使用硫磺熏蒸法。

表面光鲜危害大

用硫磺熏蒸法熏制过的食物色泽鲜亮，外观好。硫磺熏制可以破坏植物表层的蜡质，使需要脱水的食物更易干燥，并且还能防虫防霉，延长食物的保存期。

虽然食物经过硫磺熏蒸后，外观看起来会美丽，但也会产生轻微的酸味，导致口感变差。与此同时，食物中的营养成分也会流失。残留在食物中的二氧化硫，吸入人体后，会损害呼吸系统和消化系统，引起呕吐、腹泻、恶心等症状的出现，严重的还会危害肝脏和肾脏。如果长期食用经硫磺熏蒸的食物，其食物中所含的致癌物质会给人体造成很大的危害。

采购要点

辨别硫磺熏制的食物可以采用“一闻、二尝、三看”。一闻，即闻气味，如果闻到异味、酸味或刺激性的硫磺味，就有极大可能是被硫磺熏制的；二尝，即尝味道，如果舌头感觉稍有刺激性味道、辣味或异味，就应警惕是否被硫磺熏蒸过；三看，即看外观，如果食品色泽异常光鲜，要多加留意。另外，硫磺熏蒸食物的干湿度和重量与没有被硫磺熏蒸的食物相比，会有一定差异，购买时可以仔细辨别。

油炸，油炸食品

油条、油饼、炸鸡等油炸食品的色香味俱全，是许多人都喜爱的食品。它们不仅是我们常见的家常菜之一，也是平时人们休闲时常常会选择的美食。但是，油炸食品吃得过多，对身体健康不利。

油条在炸制的过程中，会掺入碱和明矾。这样一来，油炸时所产生的二氧化碳，会使油条变得膨胀松脆。而明矾是一种含铝的无机物，以每天吃一根50克的油条为例，一个月摄入的铝会超过人体所需的600毫克的含量标准。人体脑组织含铝过多，会导致行动迟缓、智力减退、记忆力下降和过早衰老。常吃油条，会损伤大脑及神经细胞。另外，一些商贩用来炸油条的油经过反复使用，也对身体极为有害。

油炸食品易致病

为保证煎炸食品的口味，棕榈油等饱和脂肪酸含量高的油是一些餐厅的首选。但是，这种饱和脂肪酸能使胆固醇升高，诱发高血脂、糖尿病等心脑血管疾病。

炸鸡表皮裹的一层面糊，吃着非常松脆，却会导致人体摄入过多的油脂；煎炸食物的油，经反复煎炸会产生有害物质。此外，经过高温煎炸的食物，会导致维生素严重流失。研究表明，常吃油炸食物的人，癌症的发病率远远高于不吃或少吃油炸食物的人群。

油炸食品的特点可以用“四高三低”来形容：即高脂肪、高能量、高胆固醇、高糖；低维生素、低微量元素、低膳食纤维。过量食用油炸类食品，加上缺少必要的锻炼，会使身体摄入的热量大于身体消耗的热量，食物到了体内变成脂肪，导致肥胖。而过量脂肪积存于脾下、内脏和血液中，会导致血管病变和冠状动脉硬化。

食用指南

油炸食品最好与富含维生素和抗氧化剂的蔬果搭配着吃，如藕、油菜、豇豆、芋头、山楂、冬枣、猕猴桃和柑橘类水果等，都是搭配的好选择。当然，由于肉类中含有饱和脂肪酸，最好采用蒸、炖的方式烹饪，少用油炸的烹饪方式，以减少油脂含量。

小心垃圾食品中的铅毒

我们通常把那些含有高热量而又缺乏营养的食物叫做垃圾食品。这些食品在我们生活中非常常见，它们对人体健康并无益处，过量食用还可能对人体健康造成一定危害，因此平时应尽量少吃或不吃。

高糖、高脂、高热量的饼干

饼干口感酥脆，味道多样，是人们休闲消遣的必备零食，尤其受到一些女性和儿童的喜爱。然而，饼干中含有的热量过高，对人体健康有一定危害。

经常食用多糖饼干的人，由于摄入了大量糖分，容易产生饱腹感，从而导致人体对维生素、蛋白质、膳食纤维和矿物质元素的摄入受影响，并造成钙、钾和维生素缺乏的各种营养问题。常吃饼干的儿童，其正常发育会受到一定影响，容易导致肥胖或营养不良。而老年人如果吃多了高糖饼干，则会对血液循环和免疫系统功能产生不良影响，更有甚者还会引发内分泌失调、糖尿病和心脑血管疾病等。

人们在加工和制作饼干的过程中，会加入包括起酥油、植物奶油、氢化植物油等在内的各类油脂和添加剂，这些物质并不利于人体健康。其中，反式脂肪酸是饼干制作中经常使用的一种人造脂肪。它会对人体的免疫系统产生一定影响，还会增加血液的黏稠度，从而导致血栓的形成。不仅如此，反式脂肪酸对婴幼儿中枢神经系统的发育也有不良影响。

奶油饼干的脂肪含量通常都不低，食用过多常常容易导致肥胖。3块巧克力威化饼干的热量超过200卡路里，2块芝士饼干的热量高达180卡路里。所以，如果喜欢吃饼干，尽量不要选择高糖、高脂和高热量的，尽可能选择无糖饼干、粗粮饼干等食用。

好吃不健康的方便面

对于不少上班族和中小学生来说，方便面是一种最为便捷的快餐食品，有时他们甚至把方便面当作主食来吃。方便面不但方便易熟、口味多样，而且省时省力，受到人们的青睐也就不奇怪了。但是，好吃的方便面缺乏营养，经常吃其实不利于身体健康。

方便面具有高脂、高盐，低矿物质、低维生素的特点，不具备人体所必需的脂肪、蛋白质、维生素、矿物质和水等营养物质。由于它的主要成分是味精、食盐、碳水化合物和调味品，而蔬菜含量不足。所以，方便面只能提供热量，不能补充营养和维生素。长期食用会导致营养不良，造成缺锌、缺乏维生素A和维生素B_2。此外，常吃方便面还可加重肾的负荷，使血压升高。

方便面中的防腐剂和香精，会危害肝脏的健康。而油炸类方便面中较多的油脂容易氧化，会破坏体内的酶系统，过量摄入会加速肌体的衰老。方便面中的含盐量偏高，长期食用容易引起骨质疏松。

因此，方便面不宜常吃。在吃方便面的时候，可以在面中加些菠菜、青椒等富含维生素的蔬菜，以补充所需的维生素；或补充鲜蛋、水果、水产品等营养食物。如果想减少添加剂和油脂的危害，可以把泡方便面的汤倒掉，再兑上开水，这样可以减少盐分和有害物质。

含过量调味剂的膨化食品

薯片、爆米花等膨化类食物一直深受年轻人和孩子的喜爱，它们以谷类、薯类、豆类等作为主要原料，经过加工后，使原料体积膨胀、成型。膨化食品口感香酥，是日常休闲最常选择的食品。

膨化食品通常可分为以下三种：一是以玉米和薯类为原料的膨化食品；二是以植物蛋白为原料的组织状蛋白食品；三是以谷物、豆类或薯类为原料，经膨化后制成的主食。

大部分膨化食品都是油炸食品，经加压、加热后使体积膨大，在食品中加入糖、盐、味精等调味料，就会变得花样繁多，口味各异。

膨化食品营养素含量很少。长期吃膨化食品，不但影响食欲，而且过量的调味品对人体健康也不利。

而对健康危害很大的还有一点，就是膨化食物中所含有的铅。据相关部门检测，市场上的膨化食品铅残留量几乎超标。这是由于在食品的生产中加入了化学膨松剂所致。铅属于低毒性的金属元素，可与多种蛋白质、酶等人体重要物质结合，影响人体细胞和器官的正常代谢，导致疾病。长期食用膨化食品，对人的思维、意识与记忆功能均有所影响。

另外，膨化食品具有高脂、高热量的特点，容易造成肥胖、糖尿病、高血压、高血脂等病症。所以尽量不吃或少吃，特别是处于生长发育期的儿童，更应少吃膨化食品。

反复加热和烹炒的“回锅菜”

在生活中，有的人当天的饭菜吃不完，会把剩下的饭菜留到第二天再加热或烹炒后再吃，以防饭菜腐败变质。营养专家建议，反复加热的剩菜和重复烹炒的回锅菜，会产生毒素，不利于人体健康。

很多人都认为，加热能够消除食物放置过程中产生的毒素。但是，加热并不是万能的，一些食物中所含的毒素仅仅依靠正常加热是不能消除的。某些细菌、病毒和寄生虫在100℃的高温加热下，几分钟即可杀灭。但是食物中的细菌所产生的化学性毒素用高温加热的方法是无效的。这样做不仅不能消除毒素，反而使食物毒上加毒。

一般来说，绿叶蔬菜中都会含有一定的硝酸盐。这些无毒的硝酸盐，在采摘、运输、存放、烹饪过程中，会在微生物的作用下转化成有毒的亚硝酸盐，从而对人体健康造成不利影响。

储存要点

在常温下，存放到第二天的菜花、豆角、青椒等蔬菜，会产生较多的亚硝酸盐，其含量远远超过其他蔬菜。而西红柿、莴笋、韭菜、西葫芦、胡萝卜、芹菜等蔬菜，产生的亚硝酸盐则相对较少。

蔬菜加热后放置的时间越长，亚硝酸盐的含量就越高。在低温下存放的蔬菜比在室温下存放的，亚硝酸盐含量要低得多；冬储的白菜和土豆经过烹饪已含有亚硝酸盐，如果常温存放超过一天，亚硝酸盐的含量会成倍增长。

食用指南

过夜剩菜中含有的亚硝酸盐含量更高。亚硝酸盐经过加热，会增强毒性，可致人食物中毒甚至死亡。另外，发芽的土豆中含有的龙葵素、霉变的花生中含有的黄曲霉素等毒素，通过加热的方法是不能消除的。因此，我们不要以为剩菜只要加热就能安全食用。

口味各异的“染色馒头”

如今，“染色馒头”成为食品安全的一大热门话题。

在超市主食专柜，一些白面馒头、玉米馒头、黑米馒头看上去香软可口，殊不知是用过期的馒头再添加色素做成的。食用过多，会对人体造成伤害。

这些染色馒头究竟是怎么生产出来的呢?

经检测发现，商家在白面馒头的标签上标注了一些食品添加剂，如山梨酸钾、甜蜜素等。山梨酸钾可以预防馒头发霉，延长保质期。而加入少量的甜蜜素，能够使馒头具有甜香味。但在整个馒头的加工过程中，各种添加剂并没有严格的剂量标准。

我国《食品添加剂使用卫生标准》规定，在发酵面制品中禁止添加山梨酸钾和甜蜜素。甜蜜素只允许在烘焙、炒制坚果与籽类食品中添加。所以，在馒头中加入山梨酸钾、甜蜜素等添加剂，是违反国家规定的。

成分鉴别

淡黄色的玉米馒头可通过染色加工而成。经过回收的白馒头、玉米馒头重新放入和面机里，并添加少量橘红色粉末——这种橘红色粉末叫柠檬黄，是一种食品着色剂，把它加在馒头里，白面馒头就变成了玉米面馒头。

柠檬黄色素、玉米香精、糖精钠等是国家允许使用的添加剂，但使用范围有限。玉米香精在玉米面包中可以使用，但不能直接替代玉米。

甜蜜素是一种化学合成的食品添加剂，有增强甜度、起到代糖的作用，其甜度是蔗糖的30～40倍。甜蜜素没有任何营养作用，如果经常食用甜蜜素含量超标的食品，会损害人体的肝脏和神经系统。

面食制品中禁止添加色素、糖精。长期摄入柠檬黄色素、香精、糖精等，还会影响青少年的正常发育。

采购要点

加了色素、防腐剂的染色馒头可以通过“一看二尝”的方法简单辨别。玉米面馒头呈淡黄色，外观呈现细小的玉米纤维颗粒，而加了色素的馒头颜色较重，从外观上也看不出玉米纤维颗粒。从口感上比较，玉米面馒头带有清淡的玉米香甜味，而染色馒头味道很重，或者味道不均匀。

健康小贴士

色素虽然没有剧毒，但长期食用含有色素的食品会危害身体健康。所以，我们在选择食品的时候，不能“以色取物”，虽然食物的外表颜色美观，十分诱人，但实际上没有营养。

“一滴香”化学火锅揭秘

在一些火锅店内，“一滴香”可以说起到了奇妙无穷的作用。用它做出的火锅汤底，香味浓郁，可与高汤效果相媲美。在不同口味的锅里分别加入“一滴香”，鸡味、牛肉味、海鲜味的各种香味火锅便顷刻而成。

原来，这就是饭店的高汤、锅底里的秘密所在。通过神奇的“一滴香”而速成的麻辣、香辣火锅，味道十分诱人。可是，用“一滴香”调制出来的汤底虽然给人们带来味蕾上的刺激，吃进肚子里的却不是营养美味，这种美味诱惑是对健康的巨大威胁。

“一滴香”是什么

加入“一滴香”，清水变高汤，这就是它的神奇之处。有了“一滴香”，鸡汤、鸭汤随心所制，麻辣香锅难拒诱惑。“一滴香”不但能够勾起人们的食欲，还能让人吃上瘾。

“一滴香”能够做出美味的高汤，其秘密在于它的成分。有的人说它是一种无毒无害的复合调味品，也有人称“一滴香”里含有少量罂粟制品，所以能够让人“吃上瘾”。

其实，“一滴香”是人工合成的一种食品添加剂，饭店内所谓文火慢炖的高汤，其实就是用它调制出来的。为了使用方便、降低成本和增加利润，大多数商家选择“一滴香”类调味添加剂。

经分析，长期食用“一滴香”，将损害身体，影响健康。

成分鉴别

“一滴香”的主要成分是乙基麦芽酚、丙二醇、食用香料等。乙基麦芽酚是一种常用的食品添加剂，主要用于工业，禁止添加到新鲜菜肴中。乙基麦芽酚分纯香型及焦香型两类：纯香型具有浓郁的水果香味，可添加水果、凉果制品、天然果汁，各种饮料、冷饮品、酒类、乳制品、面包糕点等，有提高果鲜味，抑制苦、酸、涩等味道的作用；焦香型带有焦糖香味，对食品原有的香甜鲜味有极强的增效作用，适用于肉制品、罐头、糖果、饼干、面包、巧克力、可可制品、麦片、槟榔、凉果蜜饯制品等。焦香型乙基麦芽酚添加进肉制品中，可提高肉香鲜味。丙二醇是一种工业上的香精原料，同样禁止添加到菜肴中。

健康小贴士

“一滴香”是通过化学合成的方法调和而成的，人体服用过量化学合成物质危害健康，长期食用这些经化学合成的添加剂会损伤肝脏。

山西陈醋“勾兑门”

我国每年消费约300多万吨的食用醋，全国有上千家食醋酿制企业，食醋的产量每年不断增加。在获得利润的同时，为了减小成本压力，一些企业通过勾兑的方法生产出勾兑醋。与天然纯酿造的陈醋相比较，消费者很难辨别真伪。

据国家相关标准规定，食醋的配制必须以酿造食醋为主体，与食用冰醋酸、食品添加剂混合配制而成的调味醋。企业在生产配制醋时严禁使用工业冰醋酸。

2011年，山西陈醋陷入工业冰醋酸“勾兑门事件”，引发人们对食品安全的普遍关注。有媒体报道称，在全国每年消费的食醋中大约有90%为勾兑醋。市场上销售的纯酿造的山西老陈醋不足5%。

食品鉴别

勾兑醋分两种，一种是用冰醋酸勾兑而成的，另一种是添加了苯甲酸钠防腐剂的，其中加入防腐剂的占95%。在一些山西老陈醋的产品中，其成分中也含有苯甲酸钠。

醋精和冰醋酸实际上都是乙酸(醋酸)，但二者的浓度不同。醋精又叫人工合成醋，是用冰醋酸稀释而成的。醋精的醋酸浓度较高，有很强的酸味，需经过稀释才能使用。醋精不具备食醋中的营养成分，因此缺少食醋的香味和营养。醋精不易发霉变质。而冰醋酸有一定的腐蚀性，若不慎触及皮肤或衣物，需及时冲洗。

冰醋酸分为食品级的冰醋酸和工业级的冰醋酸，但兑入食醋中的冰醋酸是食品级的还是工业级的，以及勾兑比例是否合乎标准，尚未明确。专家指出，用食品级冰醋酸勾兑制成的食醋一般会注明“配制食醋”，不能将配制食醋当成酿造食醋来销售。如果食用了非食品级原料勾兑醋，会影响人体健康。

食醋和醋精

酿制食醋以粮食为原料，通过微生物发酵酿制而成。酿制食醋含有许多对人体有益的酵素和微量元素，具有调节口感、刺激食欲的功能，有很好的保健作用。

醋精是无色透明的，不法商贩在将其勾兑成食醋过程中会加入色素和添加剂，以冒充酿制食醋，对人体造成了不同程度的损害。如果超过勾兑比例，很可能使人产生肠胃疾病。勾兑食醋中的醋酸含量过高，酸性过大，会损伤口腔、胃肠道，严重的还会灼伤喉咙，给孕妇、老人、小孩等胃肠功能较弱的人群造成健康威胁。

选购要点

分辨山西老陈醋，最简单的方法是看成分。正宗山西老陈醋具有酸、香、甜、绵、鲜的特点，不添加任何防腐剂，久放不腐是其根本特点。正宗山西老陈醋的酸度达到6°才符合标准，由纯粮酿制，可在常温、阴凉环境下长久贮存。

选购时，可将正宗山西老陈醋倒进碗里后轻轻转一圈，会有一层薄薄的醋挂在上面，气味酸香。如果气味刺鼻或没有香味，则是假醋或勾兑醋。

健康小贴士

食醋在酿制时先要对大米等原材料经高温酒化，然后醋化，经28天左右的发酵周期，如果是山西陈醋，还要再沉淀，然后放置两三个月甚至一年。用冰醋酸或者醋精的勾兑醋完全不需要发酵，在短时间内即可完成生产。

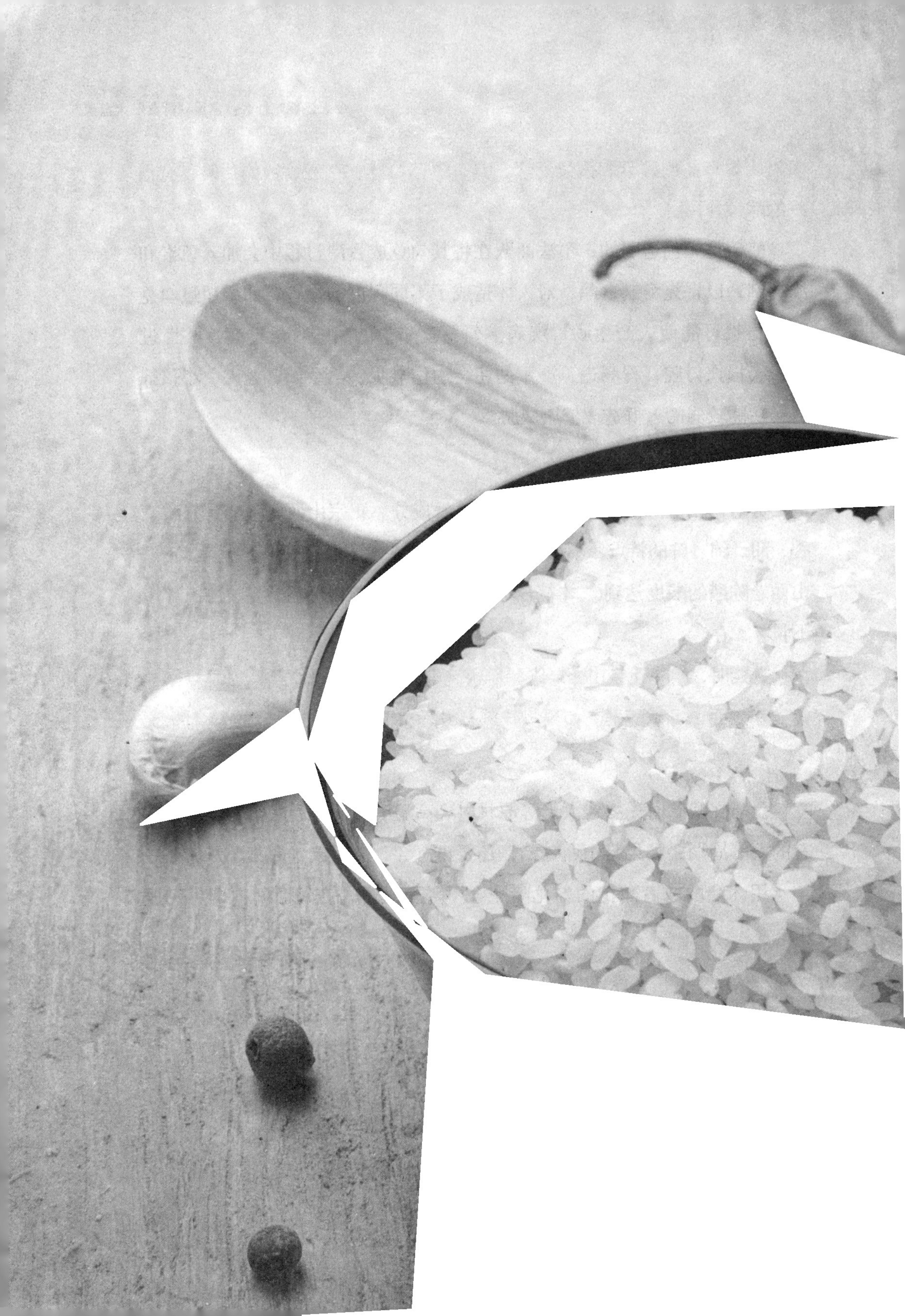

第2章

将有毒的食物拒之门外：五谷类

我国古籍《黄帝内经》中有论述：“五谷为养，五果为助，五畜为益，五菜为充”，所以一日三餐，谷薯豆乳肉果蔬，一样都不能少。而这些有益于保健养生的食材，如何选购？看、闻、触、尝断优劣的生活经验离不了，而辨识真假食品的功夫也十分重要。

小心遇上“毒大米”

优质大米具有自然光泽、颜色青白、透明度好的特点。而劣质大米的光泽度不高，外观多呈白色或微黄色，透明度差。霉变的大米则呈现绿色、灰色或黑色。

优质大米米粒光滑完整，坚实丰满，大小均匀，米粒表面没有裂纹，不含杂质；劣质大米大小不均，米粒饱满度差，碎米较多，有生虫现象或杂质。

优质大米口感好，具有天然的米香味，食之微甜软糯，无其他异味；劣质大米缺乏天然米香味或有霉味，口感差。

采购要点

新大米的特点是能保留部分或绝大部分的大米胚芽，而保存期超过一年的大米一般没有胚芽。如果大米储存时间较长，则颜色发黄，而且透明度差，缺乏光泽感。一些不法商贩为了使大米看上去新鲜透亮，常以工业用白蜡将米进行“抛光”处理，冒充优质大米。因此，购买大米时一定要仔细鉴别品质。

食品鉴别

掺了矿物油的“毒大米”的鉴别方法是：用少量热水浸泡大米，手捻米粒会有油腻感，严重的水面可浮有油斑。因上油抛光的米颜色通常是不均匀的，且米粒呈浅黄色。一些经过白蜡“抛光”处理储存期过长的大米，须借助化学方法进行专业鉴别。

劣质大米通常在外包装上都不会写明厂址及生产日期，价格也会比优质大米低，在选购时要注意。

面粉过白不宜买

按性能和用途，面粉可分为专用面粉，如面包粉、饺子粉、饼干粉等；通用面粉，如标准粉、富强粉；营养强化面粉，如增钙粉、富铁面粉等。按加工精度可分为特制面粉、标准面粉、普通面粉等。

在日常生活中，我们可以根据不同用途选择相应品种的面粉。如做馒头、面条、饺子等，可选购中筋面粉；制作糕点、饼干等，可选购低筋面粉。

采购要点

面粉的选购可按一看、二闻、三选的原则进行。一看品牌，即面粉是否为名牌产品或知名大企业生产的，尽量选用标明“无添加增白剂”的面粉；二看包装，即面粉的封口线处是否有拆开或重复使用的现象，封口线不严密可能为劣质面粉；三看面粉颜色，即优质面粉呈乳白色或微黄色，无异味。由过量使用增白剂所致颜色瓷白或灰白的面粉，对人体有害，应谨慎选购。

优质面粉具有天然麦香味。而明显用增白剂漂过的面粉，打开面粉口袋时会有一股漂白粉的味道。已超过保质期的面粉，会有一股异味或霉味。遭到环境污染的面粉有酸败或变质的味道。受潮的面粉会形成结块或发霉变质。

食品鉴别

为了使面粉看上去更白更精细，一些商家会使用面粉增白剂。目前面粉中普遍使用的增白剂是过氧化苯甲酰，这是一种强氧化剂，过量添加会破坏面粉中的营养成分，人体长期食用会损害肝脏。而另一种增白剂——甲醛次硫酸氢钠，俗称吊白块，也是国家禁止使用的有害物质，过量食用会对人体造成危害。

所以，在选购面粉时，如颜色过白，则不宜购买，最好选择有质量保证的厂家比较安全放心。

杂粮的安全选购

除了大米和面粉，我们还需要摄入一定量的杂粮。杂粮作物有高粱、谷子、荞麦、燕麦、大麦、糜子、薏米等，以及各种豆类食品，如黄豆、绿豆、红豆、蚕豆、豌豆、豇豆、扁豆、黑豆等。可以说，除水稻、小麦、玉米、大豆和薯类五大作物外的粮豆作物均属杂粮。杂粮富含膳食纤维，营养丰富，有益于人体健康。

营养功效

杂粮富含特殊营养素，因此营养价值较高。荞麦、燕麦富含高蛋白质、多种氨基酸，且配比合理，是美容、保健的最佳食品；绿豆、豌豆、蚕豆、芸豆、黑豆等豆类食品营养丰富，富含钙质和多种维生素、氨基酸，蛋白质含量比禾谷类高1～2倍，是生活中必不可少的理想保健食品。为了让身体更加健康，合理地摄入营养素，不妨多吃杂粮。

健康小贴士

在生活习惯上，我们把大米、面粉称作细粮，把玉米面、小米、高粱、豆类和薯类等称作粗粮。**粗杂粮中富含微量元素和维生素，尤其是玉米、薯类，还含有较多的膳食纤维，有助于肠道消化和吸收，有减肥和排毒的作用。**营养学家认为，每周至少吃三次粗粮，会对健康有所帮助。

警惕染色小米和“陈”小米

小米是一种富含营养的粮食作物，我国栽种小米的历史悠久，分布广泛。

小米的品种有很多，按米粒的性质可分为糯小米和粳小米；按谷壳的颜色可分为黄色、白色、褐色等。通常情况下，谷壳颜色浅，小米的质量好，而谷壳颜色深，小米的品质也相对较差。

营养功效

小米是家庭中较为普遍的主食，用小米熬制的粥饭香醇厚，口感软甜，营养丰富，易于消化。用小米粉与面粉掺合而制作成的小米窝头、米饼、发糕等，是人们比较喜爱的食品。

小米的米粒较小而圆，质地稍硬，颜色呈黄色。小米中富含蛋白质、氨基酸以及维生素A、B族维生素和维生素E等，有滋阴益肾、健脾开胃、清热温补的功效，特别适用于胃虚失眠、胃热症的人食用。小米也是孕妇产后滋补的最佳食物。小米中含有的色氨酸为谷类之首，色氨酸有助于调节睡眠。所以，晚饭喝一碗小米粥，可和胃安眠。

储存要点

小米很容易陈化。这是因为小米的颗粒较小，透气性和导热性很差，而且没有谷壳的保护，很容易受到外界环境的影响而变质，所以购买小米时不宜一次性买太多。

小米的脂肪含量很高，在高温下容易引起化学反应，导致变质。如果小米贮存时间过久，不宜再食用。小米煮熟后口感黏性差，没有米香味，米粥如清汤样，则说明小米的存放时间过长。

选购要点

在选购小米时，先辨别小米的质量。优质小米的特点是米粒小，颜色呈黄色或金黄色，色泽均匀，有清香味道，无碎米、杂质和虫蛀现象；劣质小米用手捻易碎或成粉末，色泽发暗，久存的陈小米有霉变或异味。

如何辨别天然小米和染色小米？在农贸市场上，还会有一些染色小米出售。所谓染色小米，是指小米发生霉变，已不能食用，但经过投机商的漂洗处理，再用黄色素进行染色加工，小米的色泽就会变得艳黄。如果过量食用这种染色小米，会对身体健康造成危害。

新鲜小米色泽均匀，表面呈金黄色光泽；染色小米色泽深黄，无光泽。

新鲜小米有正常米香味；染色小米有染色素的化学气味，如用姜黄素染过的小米有姜黄气味。

水洗法也可以鉴别小米的优劣。新鲜小米用温水清洗时，水色不黄；染色小米用温水清洗时，水色会发黄。

糯米、粳米看仔细

糯米在我国南方称糯米，北方则多称为江米。根据品种不同，又分为籼糯米和粳糯米。籼糯米的特点是米粒外形瘦长，颜色呈粉白、不透明状，黏性强；粳糯米的特点是米粒外形短圆，白色不透明，口感甜腻，黏度比籼糯米稍低。

营养功效

糯米口感香糯黏滑，用以制成的各类风味小吃深受人们的喜爱。糯米是制作汤圆、糯米粽、糯米饭等黏性食品的主要原料，还可以做八宝粥等各式甜品。用糯米磨成的糯米粉可制作各种富有特色的黏软甜点，如糯米糕、糯米糍等。糯米也可以用来酿造醪糟（甜米酒）。

经常食用糯米对人体健康十分有益。糯米富含蛋白质、脂肪、糖分，以及钙、磷、铁等多种矿物质和B族维生素等，为滋补强身的最佳保健食品。常吃糯米，具有补中益气、健脾养胃之功效。

购买要点

购买时，无论是圆粒糯米还是长粒糯米，米粒大而饱满，均匀无杂质，颜色白皙有光泽，有米香味，则为优质糯米。反之，如果米色发暗或发黄，米中混有杂质，无糯米香味，则表明糯米存放时间过久，不宜选购。

消费者在选购时还会发现，一些糯米中会掺入粳米（即大米），如果不仔细辨别很难发现。纯糯米的颜色呈乳白色，硬度小，不透明，糯米饭口感软香黏滑；而大米色泽呈玉白色，有较强的透明度，硬度大，大米饭没有黏性。所以，如果糯米饭吃起来口感不佳，黏性不足，很可能是在糯米中掺入了大米。

另外，糯米与大米一样，保存不当容易生虫，购买时要仔细分辨，被虫蛀的糯米不能购买。

健康小贴士

糯米食品虽然爽滑可口，但性黏滞，难以消化，不宜一次食用过多。老人、小孩或患者应慎食。糯米食品无论甜咸，其碳水化合物和钠的含量都很高，糖尿病、肾脏病、高血脂的患者应慎吃。

注意染出的黑米、紫米

黑米是我国古老而名贵的水稻品种，种植历史悠久。陕西、广西、江苏、云南、贵州等是黑米的主要盛产地。

天然黑米的黑色容易掉色，这是因为在黑米的种皮有一层薄的黑色物质，这是一种水溶性色素，水温越高，其性质越不稳定，所以，在黑米的浸泡和煮制过程中，米汤常常是黑色的。

和黑米的营养价值相比丝毫不逊色的还有紫米。紫米也是稻米中的珍品，与普通稻米相比，紫米富含蛋白质、多种人体所需的氨基酸以及铁、锌、硒矿物质元素、B族维生素和多种微量元素，对人体健康十分有益。紫米富含膳食纤维，有降低血液中胆固醇的含量，预防心血管疾病之功效。

营养功效

黑米米粒颜色黑亮，外形细长，醇香筋道，口感好，是老幼体弱者及孕妇的最佳滋补食品。磨成粉的黑米粉可用于制作糕点和酿酒。黑糯米与糯米的黏性相当，适于制作黏糕等甜点。

黑米的外部种皮十分坚韧，因此煮制时间应长一些。如果吃未煮熟的黑米，容易引起急性肠胃炎及消化不良。

黑米具有极高的营养价值，它的营养成分比普通大米要高71%左右。黑米富含蛋白质、脂肪、糖分等人体必需的营养素；还有维生素B、维生素E、钙、磷、钾、铁、锌等人体必需的维生素和矿物质。中医认为，黑米具有开胃益气、滋补肝肺、舒筋活血的功效，具有改善缺铁性贫血以及调节免疫力等生理功能，尤其适合脾胃虚弱、体虚乏力者食用。黑米还是女性美容的上乘食物原料，其中富含的蛋白质和脂肪具有滋润皮肤、美容养颜之功效。黑米人人皆宜，老人、儿童、孕妇可多吃一些。

选购要点

在购买时，黑米质量的优劣可通过如下方法来辨别。首先看光泽度，优质黑米表面光泽度较强，米粒饱满，很少有碎米和裂纹，不含杂质和虫蛀现象。而劣质黑米表面光泽度较差。其次尝味道，优质黑米口味微甜，无异味；劣质黑米无味或有其他异味。

由于黑米本身呈自然黑色，且容易掉色，所以购买时要分辨是天然黑米还是染色黑米。天然黑米的黑色集中在表层，内部为白色，对比鲜明。而经过人工染色的黑米，将米粒的外皮层刮掉，米粒的白色不纯正。

淀粉的安全选购

淀粉是以谷类、薯类、豆类为原料加工而成的，在加工过程中不经过任何化学方法处理，淀粉的物理和化学特性也不会改变。

淀粉制品是人们日常生活中不可缺少的食品，是以食用淀粉为原料，经清洗、磨碎、分离、和浆、干燥、成型等工序加工制成的淀粉制品。粉丝、粉条、粉皮、米粉、凉皮等，都属于淀粉制品。

品种分类

谷类淀粉，是指以玉米、小麦、大米、高粱等粮食原料加工而成的淀粉，主要用于增稠剂、胶体生成剂、保潮剂、乳化剂、粘合剂等。

薯类淀粉，是指以木薯、甘薯、马铃薯、竹芋、山药等薯类为原料加工而成的淀粉，主要用于食品添加剂、填充剂、胶粘剂等。

豆类淀粉，是指以绿豆、蚕豆、豌豆、豇豆等豆类为原料加工而成的淀粉，可制作粉丝、粉条等。

其他类淀粉，如以菱粉、藕粉、荸荠等为原料加工而成的淀粉，主要用于食品工业。

家庭中常用的淀粉有玉米淀粉、马铃薯淀粉和小麦淀粉。淀粉是日常生活中必不可少的佐料，煎炸烹炒，做汤勾芡，都少不了它。

选购要点

在选购淀粉及淀粉制品时应注意以下几点：

优质淀粉色泽洁白，有一定光泽；劣质淀粉呈黄白或灰白色，并缺乏光泽。一般来说，淀粉的颗粒大小也影响着光泽度，颗粒大，淀粉洁白有光泽，而颗粒小时则相反。

淀粉的斑点是因为含纤维素、砂粒等杂质造成的，根据斑点的数量可以判断淀粉的纯净程度和品质的好坏。

优质淀粉无酸味、霉味及其他异味。

优质淀粉口感细腻爽滑，无杂质；劣质淀粉口感艰涩，含有杂质。

优质淀粉干燥，成粉末状，手攥不易成团，有较好的分散性。而受潮或劣质的淀粉会出现结块、成团现象。

粉丝、粉条等淀粉制品可以通过外形、手感来辨别质量的优劣。优质粉条、粉丝粗细均匀，手感柔韧有弹性，透明感强，无杂质。劣质粉条、粉丝易断、易碎，柔韧性差，粗细不均，粉内有杂质。

部分淀粉制品生产企业在加工过程中往往在其中加入明矾，若过多食用，会导致铝在体内蓄积，不利人体健康。

豆类的安全选购

黄豆的选购

黄豆被誉为“豆中之王”，具有极高的营养价值。

黄豆富含蛋白质、脂肪等营养素和铁、磷、钙矿物质及多种维生素，具有益气健脾、润燥消水等功效，对贫血、水肿有一定疗效。黄豆中含有的亚油酸，有助于促进儿童的神经发育，亚油酸还有降低胆固醇之功效，对高血压、冠心病和动脉硬化等症有预防作用。黄豆中含有的卵磷脂，能有效地去除血管壁上的胆固醇，对心血管健康有较好的保护作用，可预防血栓。此外，卵磷脂还能防止因肥胖引起的脂肪肝。

黄豆的食用方法丰富多样，可以直接烹制菜肴，也可以将黄豆磨成豆粉，制作面点、糕点、豆粉饮料等，还可以加工成黄豆酱、黄豆油、豆浆、豆腐、豆腐皮等多种豆制食品和调味品。

黄豆必须经过充分的加热和煮熟后才能食用，因为生黄豆中含有一些有害物质，误食会中毒。

选购黄豆时，优质黄豆颗粒均匀饱满，个头圆润，质地坚硬，无残缺豆瓣，无虫蛀现象。优质黄豆呈黄色，不含杂质。劣质黄豆颗粒大小不均，颜色发暗，手感潮湿，杂质多。

黄豆保存不当容易被鼠咬或虫蛀，所以购买时要仔细辨别。

绿豆的选购

绿豆是我国传统的豆类作物，用绿豆制作的食品有绿豆饼、绿豆糕等，深受人们的喜爱。用绿豆熬制的绿豆汤，是夏天常备的消暑饮品。

绿豆富含蛋白质和碳水化合物，含有少量脂肪，含有一定量的铁、磷、钙和胡萝卜素等维生素。绿豆淀粉中含有低聚糖，对糖尿病和肥胖症有辅助疗效。绿豆中富含无机盐，有清热解暑、利水消肿、明目降压的作用。绿豆还具有解毒的神奇功效，可以预防和治疗轻微水肿、丹毒以及食物中毒等症。

在日常生活中，熬制绿豆粥或绿豆汤时应注意：绿豆不要煮得过烂，以免会破坏有机酸和维生素，降低清热解毒的功效；不要使用铁锅煮绿豆，因为绿豆中含有一种被称为单宁的物质，这种物质遇铁会发生化学反应，影响绿豆汤的色泽和口感。

另外，绿豆中会有些不容易煮烂的坚硬豆子，称为“石豆”。如果在熬粥或煮汤之前，先将绿豆翻炒几分钟再下锅煮，就容易煮烂。

绿豆按豆皮的颜色，可分为青绿、黄绿和墨绿三种，其中以青绿色为佳；按种皮的颜色，可分为明绿和暗绿两种，其中以浓绿有光泽者为优质绿豆。

选购绿豆时，优质绿豆呈青绿或黄绿色，颗粒饱满圆润，大小均匀。如果绿豆呈褐色，表面有白点，且含有空壳，说明为劣质绿豆。

赤豆的选购

赤豆俗称红小豆，是我国盛产的粮食作物之一。赤豆的颜色不仅有红色，还有白色、杏黄色、绿色、褐色、花斑等多个品种。而我们常吃的赤豆主要是豆色呈红色的红小豆。生活中，赤豆主要用于制作豆沙馅、糕点、面点，也可做红豆饭、红豆粥、红豆汤等。

赤豆虽然营养不如大豆，但具有的各类功效却不少。赤豆富含蛋白质、多种维生素和矿物质元素，以及大量的膳食纤维，具有润肠通便、降压降脂、调节血糖、预防结石的功效。中医认为，赤豆有行水清热、消肿祛湿等药用价值，对水肿、热毒、痈肿毒疮等皮肤病有很好的预防和治疗作用。方法是，将赤豆研末，与鸡蛋调和，加入温水，用于外用贴敷，可消肿。

赤豆是女性的最佳食品。赤豆中的铁含量丰富，具有补血益气、调经、通乳之功效，对于孕期或生理期不适的女性有很好的调理作用。

选购赤豆时，优质赤豆的特点是颗粒饱满、大小均匀、颜色红艳、无虫蛀。如果选购的是红豆沙馅，应选择豆沙细腻、颜色均匀、无杂质的。如果豆沙结块、变硬或含有沙粒等杂质，则说明是劣质豆沙馅。

大豆的选购

西方营养学家研究表明，中国、日本等亚洲国家乳腺癌、直肠癌发病率明显低于西方国家，这与亚洲国家常食大豆及其豆制品有关。

大豆中含有的异黄酮，是一种抗癌活性物质，对乳腺癌和大肠癌有较强的抑制作用。因此，多吃些大豆，有利于身体的健康。

大豆及其制品经过加工后，产生多种具有香味的物质，更易被人体消化和吸收，更重要的是增加了维生素B_{12}的含量。

选购大豆时，优质大豆光泽度高；劣质大豆色泽暗淡或无光泽。优质大豆颗粒饱满且整齐均匀，无破瓣、无缺损、无虫害、无霉变；劣质大豆颗粒瘦瘪、残缺不全、大小不均，有破瓣、虫蛀、霉变。优质大豆干燥不潮湿，具有正常的香气和口味；劣质大豆有酸味或霉味。

芝麻的安全选购

芝麻有黑芝麻和白芝麻两种，日常食用多选择白芝麻，而黑芝麻主要用于滋补或药用。白芝麻含油量比黑芝麻要高，所以更适宜榨油。黑芝麻在食品加工中多作为糕点、糖果的辅料，如芝麻饼、芝麻馅等，用的都是黑芝麻。

营养功效

芝麻富含多种营养物质，其中油酸、卵磷脂、棕榈酸、亚油酸等，有补肝益肾、强身抗老之功效；含有的脂肪、蛋白质、糖类和维生素等成分，有养血润燥之功效，是美容保健的最佳食品。黑芝麻用于须发早白者其药用功效十分显著，常吃黑芝麻，可使头发乌黑亮泽，强健身体，补血养颜。

芝麻直接食用不易于消化和吸收，所以宜将芝麻碾碎或炒熟了再吃。将白芝麻炒香研末，加白糖、蜂蜜等一起用温开水冲调，具有润肺止咳的作用，是哮喘患者的常用食疗方。而将黑芝麻炒香研末，加何首乌研末调和，每日饮两次，对生发养发、乌须黑发、养血润肤、便秘等有神奇疗效。

选购要点

选购芝麻时，可以直接从外观上加以辨别。优质芝麻籽粒饱满整齐、种皮薄，无灰尘、沙粒等杂质和虫蛀现象，无霉变和异味。

如果购买的是黑芝麻，应谨慎挑选。一些不法商贩为了牟取更多利润，可能会将白芝麻通过染色的方法使其变成黑芝麻。在选购时，可以**取少许黑芝麻放在手心里搓，如果手上留有黑色，则说明是经过染色的黑芝麻。真正的天然黑芝麻颜色发暗，芝麻的顶端呈白色或灰色，放在嘴里品尝，口感香酥。经染色的黑芝麻颜色黑漆发亮，顶端也呈黑色，口感发苦。**

燕麦的安全选购

燕麦是重要的粮食作物之一，在我国的河北、山西、内蒙古等地都有种植。

燕麦类食品主要有燕麦片、燕麦饼干、燕麦糕点等，其主要原料是燕麦粉。燕麦片是家庭中较好的早餐食品，不仅富含营养，而且易消化。

营养功效

燕麦营养价值很高，其中蛋白质中主要氨基酸含量较多，脂肪酸中亚油酸含量较多。**燕麦中含有的皂苷，有降低胆固醇的功效。**燕麦中富含可溶性膳食纤维，有助于促进肠胃功能，改善便秘的症状。

燕麦的家常制作方法主要是煮粥。直接用燕麦粒煮粥，需要先将燕麦粒洗干净，然后浸泡2小时以上，这样不仅可以使燕麦更容易煮熟，而且口感也好。但煮燕麦片粥时需要注意，不要长时间高温煮制，否则会导致燕麦中的营养素流失。

燕麦虽有营养，却不可过量食用。燕麦中含有大量的植酸，会影响人体对钙、磷、铁等矿物质的吸收。燕麦一次的食用量约为75克即可，最多不要超过100克。

选购要点

在选购燕麦时，优质新鲜的燕麦外观完整，大小均匀、籽粒饱满，富含光泽，不含杂质。而劣质燕麦籽粒不饱满，多含杂质，无光泽。

如果选购燕麦片等燕麦食品，应先看包装上的保质期，过期变质的燕麦片不能食用。有的燕麦片甜味过浓，是因为其中添加了大量的糖分，糖分过多会影响营养素的吸收，所以，燕麦片最好选择无糖型的。

一般的燕麦片食品外包装大多采用透明塑料袋包装和罐装，建议选择透明包装的燕麦食品。因为通过外包装能够看清楚里面的燕麦片是否完整、均匀，而太细碎和大小不一的燕麦片不宜购买。如果是不透明罐装的燕麦片，可以通过标签上的蛋白质含量的多少来辨别质量。如果蛋白质含量在8%以下，说明燕麦片的比例过低。

全麦食品的安全选购

全麦食品营养丰富，对身体大有裨益。但是市场上售卖的全麦食品真的是全麦的吗?

全麦粉已经成为众所周知的健康食品。现在，超市里有多种品牌的全麦粉出售。因为全麦粉尚没有国家标准，所以仔细观察，你会发现有很多的全麦粉名不副实。

有的全麦粉只是比普通精白面粉稍稍灰黄一些，既没有麸皮，质地也不粗糙，保质期也很长，所以并不是真正的全麦粉。这种全麦粉研磨程度要略粗于精白面粉。而有的全麦粉虽然有一点点麸皮，但是后加进去的。

所以，选购全麦食品应仔细辨别。

食品鉴别

真正的全麦粉是用整粒小麦磨成的。整粒小麦包括胚芽、胚乳及麸皮三部分。其中，胚芽富含不饱和脂肪酸及其他营养成分，但容易氧化变质，所以为延长面粉的保质期，都要去掉胚芽；麸皮以及靠近麸皮的部分富含B族维生素、蛋白质和膳食纤维，具有较高的营养价值，但这部分质地较粗糙，口感不佳，所以也要尽量去除；胚乳的主要成分是淀粉，营养价值较低，但口感细腻，颜色雪白，是普通面粉的主要成分。

只有包含胚芽、胚乳和麸皮三部分的全麦粉才是真正的全麦粉。全麦粉的特点是颜色发黑，质地粗糙，面粉中混有麸皮；保质期较短，容易氧化变质。食用的时候，往往要掺入一定比例的精白面粉。

采购要点

超市里的全麦面包、全麦饼干等食品虽然称为全麦，但并不是100%用全麦粉制作的，而是用部分全麦粉掺入精白面粉制作而成的半全麦面包。全麦面包的特点是质地粗糙，颜色呈褐色，有明显麸皮，气孔较大，口感较粗。因为全麦面包没有国家标准，所以含10%全麦粉或50%全麦粉都可以称为全麦面包。

此外，超市里还有假冒的“全麦面包”，有一种是完全用精白面粉制作的，它不含麸皮，通过用焦糖等色素染成褐色，使外观呈现全麦面包的特点。这种面包近似普通面包，质地细腻，气孔细小，颜色均匀，口感不粗糙。还有一种也是完全用精白面粉制作的，只是在表面撒上些许麸皮，这种“全麦面包”质地不粗，颜色不深，有明显麸皮，口感也略好。

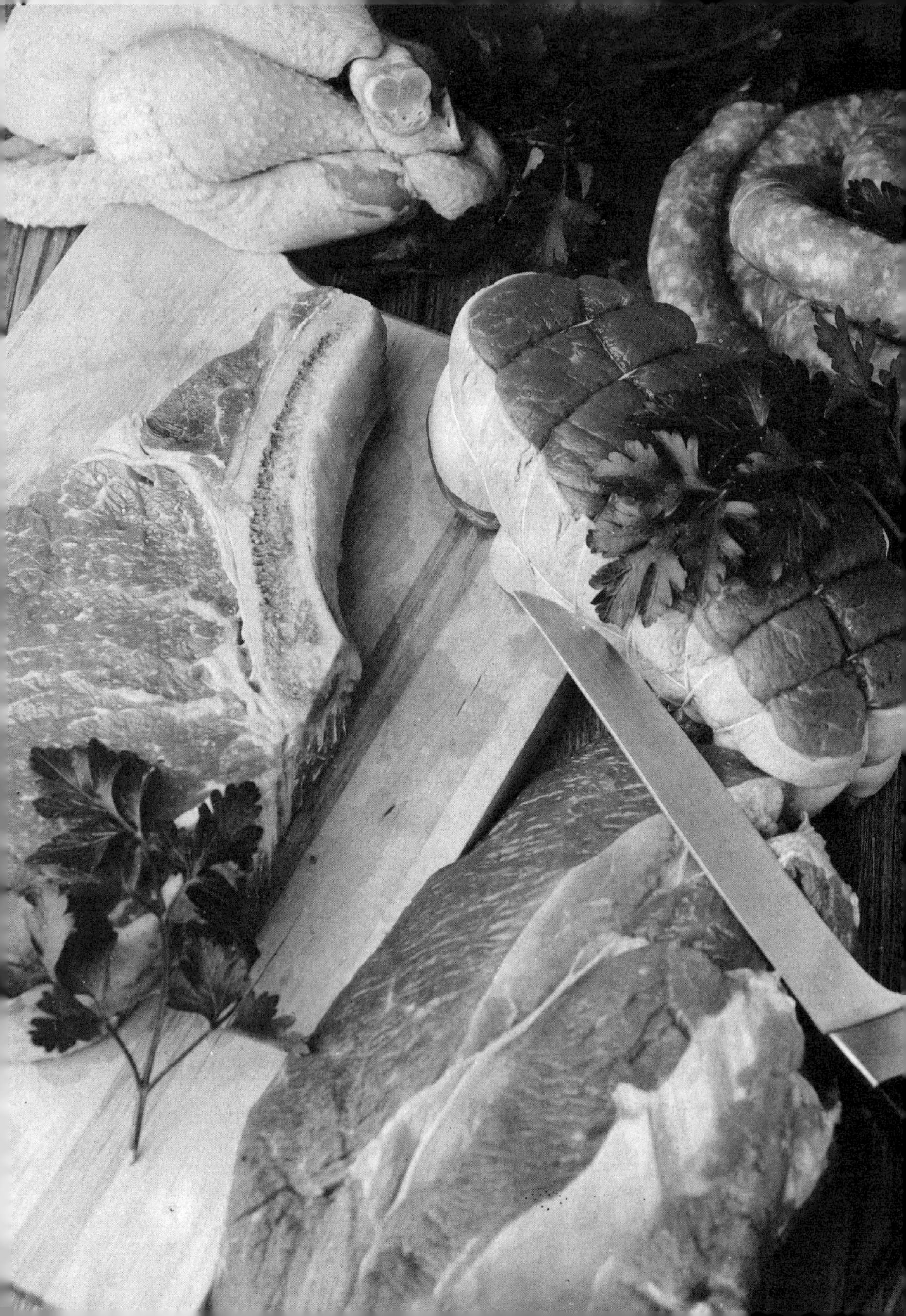

第3章

将有毒的食物拒之门外：畜肉类

肉类作为日常饮食中必不可少的一种食物，不仅是人体获取蛋白质和能量的主要来源，而且还具有极高的营养和食用价值。动物蛋白质属于优质蛋白质，肉类食品可以向人们提供优质蛋白质及多种氨基酸。科学研究表明，吃肉对身体的健康影响巨大。为了身体的能量需要，不妨每天适量来点肉。

不同部位的肉，口感大不同

里脊肉的选购

里脊肉主要指猪外脊肉和猪里脊肉两部分，猪外脊肉又叫小里脊，是猪脊椎骨外的一块长条状肉，状如黄瓜，肉质比较细嫩，营养价值较高。

里脊肉是全身肉质部分最瘦、最香的肉，富有弹性，营养丰富。烹调时，里脊肉最适宜制作炒、爆、熘、焖等热菜，具备鲜咸、香辣、甜香等多种口味，老少皆宜。

在烹饪里脊肉时，关键的步骤是要保持肉质鲜嫩。如果直接烹炒里脊肉，很容易炒硬、炒老。而在烹炒过程中，可以将里脊肉先过油再回锅炒，或者在里脊肉的表面沾一层淀粉浆，再下锅炒，这样炒出来的里脊肉口感鲜嫩，而且还能够保持肉中的蛋白质不流失。

里脊肉适宜切成条状，而且要顺着纹路斜切，这样切出的肉不易碎，也不会破坏肉质纤维。

里脊肉富含丰富的蛋白质、碳水化合物以及多种维生素和矿物质，具有滋阴润燥的功效。里脊肉中的多种氨基酸是为人体提供优质蛋白的理想原料，经常吃里脊肉，可以强身健体。

在选购时，怎样辨别是否是里脊肉呢？除了根据肉质的生长部位来判断，还可以从颜色、肉质上来判断。新鲜优质的里脊肉，色泽红润，肉质透明，摸起来质地紧密而有弹性。

臀尖肉的选购

位于猪臀上部的臀尖肉，色泽红润，肉质细嫩无筋络，食用价值较高。臀尖肉是肉菜中的主料，营养丰富，口感鲜香。在烹调中，多用于炒、爆、熘、焖、炖等肉菜的制作。

臀尖肉富含蛋白质、脂肪、碳水化合物及多种维生素和矿物质，有增强体质、消除疲劳等功效。

烹调臀尖肉前，先用冷水将肉清洗干净，切记不要使用热水，否则会将肉中的肌溶蛋白溶解，造成营养流失。在处理臀尖肉时，可除掉与其他部位相连的筋和薄膜，这样切肉时会更容易，而不影响口感。

选购时，新鲜优质的臀尖肉色泽红润、肉质透明、质地紧密有弹性。

五花肉的选购

五花肉从外观上比较容易识别。其特点是肥瘦相间，层层分布均匀，肉的底部是一层薄的猪皮。五花肉的整体还可分成四部分，上半部分称为上五花肉，下半部分称为下五花肉，中间部分称为中五花肉；如果去掉五花肉的下部，则称为奶脯，又称肚囊。

上五花肉通常脂肪较肥厚，适合制作以脂肪为主料的菜肴。中五花肉因为取中间部位，除掉了上面的肥肉和下面的奶脯部分，肥瘦相间，适宜做多种菜肴。下五花肉肉质松软，肥瘦相间，脂肪较厚，多用于炖、焖、红烧类菜肴。而奶脯部分瘦肉量少，主要用于炼油和做汤。

五花肉的口感特点是软烂鲜香，瘦而不柴，肥而不腻，汤汁醇厚。如果想要做肉汤，可将五花肉置于冷水锅内，用小火慢炖。冷水煮肉可使肉中的呈鲜物质更多地溶于汤中，使肉汤滋味更鲜美。而如果喜欢吃肉，则应将五花肉放热水锅里炖，可使肉味鲜美。因为五花肉遇热后，表面蛋白质会马上凝固，渗入汤中的呈鲜物质就会变少，所以肉味更浓香。

选购时，优质的五花肉肥瘦适中，相间距离匀称，富有弹性，颜色鲜红，有明亮的色泽。如果肉颜色过暗或带其他颜色，则说明不是新鲜的五花肉。带猪皮的五花肉其猪皮表面干净、细致，不干燥也不过分油腻。

蹄髈肉的选购

蹄髈即紧挨着猪蹄的部分，俗称肘子。蹄髈分为前蹄髈和后蹄髈。前蹄髈外皮厚，多筋膜，胶质和瘦肉含量高。后蹄髈含有大量的结缔组织，外皮老而柔韧，瘦肉少。

蹄髈肉皮厚多筋，富含胶汁，肉质肥嫩，口感浓香，汤汁醇厚，多用于烧、炖、薰、酱卤等烹调方法制作菜肴。家庭中使用蹄髈肉做菜，一般需去骨，而如果熏制或做酱卤肉，则可以带骨一起烹制，肉烂骨酥或脱骨，营养美味。

蹄髈肉富含钙、铁等矿物质，有助于生长发育和预防骨质疏松，是老人、孕妇和儿童滋补身体的理想食品。蹄髈中的蛋白质和胆固醇、脂肪酸，能够有效改善缺铁性贫血，促进人体神经系统及大脑组织的生长发育，所以平常可以多吃一些蹄髈肉。蹄髈肉还含有大量的胶原蛋白和碳水化合物，女性多吃蹄髈肉，可补血美容、润泽皮肤。

选购蹄髈肉时，主要从色泽和肉质上来辨别。新鲜的蹄髈肉，皮色白亮且有光泽，无残留毛根；肉色红润，肉质透明，质地紧密有弹性。不新鲜的蹄髈肉肉皮不洁净或有残留毛根，骨肉松散，色泽发暗无光泽，不宜购买。

动物的哪些器官不宜吃

猪肝、猪肠、猪心、猪脑等动物内脏富含营养，但含有毒素。猪肝、猪肾等富含蛋白质、维生素B族、维生素A、微量元素等，营养价值较高，具有补血、补铁、补锌、补脑的功效。

健康小贴士

肝脏是动物体内重要的代谢器官，在代谢过程中可能会有有害代谢物的残余和累积。随着环境污染的日益加剧，一些不法的养殖业主经常违规使用农药和激素，一些饲料中的非法添加剂和抗菌素等化学物质大大超标，导致动物内脏中含有大量的有毒物质。如果在食用过程中清洗不彻底，可能会导致食物中毒。

动物内脏中如猪肝、猪肠、猪心、猪脑等所含的胆固醇成分很高，容易引发人体胆固醇过高。动物内脏也含有较多的脂肪，吃得太多不利于身体健康，容易引起高血脂、动脉硬化等症。

肾脏是动物体内重要的排泄器官，也是毒素最容易蓄积的部位，因此平时最好少吃或不吃动物的肾脏。

食用指南

动物内脏并非严格禁止食用，可以适量地吃一些，如一次吃50克，不会引起食物中毒。另外，可以用鸡肝、鸭肝、鹅肝代替猪肝，它们的毒素相对少一些。

选购动物内脏时，一定要注意干净卫生，严格遵照国家食品卫生标准。内脏中的肝脏和肾脏属于排毒、排泄器官，更容易受污染，毒素含量也较大，所以应格外注意。内脏的其他部分，如肺、肚、肠等，也常被多种病原微生物污染，是各种寄生虫的主要寄生场所，在购买时需要特别注意。

动物内脏平时应尽量少吃。如果烹饪做菜，一定要做熟煮透。最好的烹饪方法是采用长时间高温高压焖煮，将寄生虫、病菌和虫卵彻底杀死，以保证食用的安全。

大排档做的爆炒猪肝等食品最好少吃，尤其是表面带有血的半熟品。如果吃了没有炒熟的动物内脏，会大大增加感染疾病的机会。

购买冷藏肉食小心“复冻肉”

肉解冻后经过二次冷冻或多次反复冷冻，就叫作复冻肉。

解冻肉再冻会大大降低肉的品质，这是因为在常温下，解冻肉中的微生物繁殖力增强，酶活性上升，再次冰冻后不耐贮藏，容易变质。

肉经过初次冷冻以后，其组织已受到一定程度的破坏，再次冷冻后，这种破坏会更严重，从而流失大量的水分。解冻后，由于血水从肉中渗

出，肉的营养价值也会随之降低，口感也变得不佳。

因此，购买冻肉或在冰柜冷藏时间过久的肉食时，应特别注意查看是否为复冻肉，如果是复冻肉，应尽量避免购买。

就算是没有变质的复冻肉，不管是从外观，还是从内在的营养成分上看，也都不如新鲜的肉。一般来说，处于冻结状态的复冻肉，外表暗淡无光，脂肪呈灰白色；解冻后呈淡褐色，肉汁流失，组织松弛。所以，最好选择新鲜的、没有经过冷冻的肉。

如果购买新鲜的冷冻肉，可以从颜色上判断。储存在冰箱内的冷冻肉时间长短不一，存在着一定的食品安全隐患。质量好的冻肉，颜色呈浅灰色，肥肉和油脂呈白色，无异味，口尝不泛酸，手指压下去的部分不能平复，并出现红色斑迹，解冻后分泌出浅红色液汁。质量不好的冻肉或经过多次解冻的复冻肉，各处颜色不均匀，呈蓝色、浅蓝色或鲜红色多种颜色，用手指压肉色无变化。解冻后的肉肉质松软而无弹性，骨髓由白色变为红色。

巧识别三大“问题肉”

注水肉的识别

注水肉由于强行注水，使肌肉组织原有的结构被破坏，如果注水水质不卫生，容易导致肉质腐败变质，从而严重影响肉的质量，也给人们的食品安全带来隐患。即使经过加工，吃起来口感也不佳。所以，购买时应仔细鉴别，是否为注水肉。

注水肉肌肉湿润，表面有水淋淋的亮光，血管周围呈现半透明状的红色胶样浸湿，肌肉间结缔组织呈半透明胶状，肌肉缺乏光泽。若是冻结后的肉，切面能见到大小不等的冰晶，肌纤维间被冻结胀裂，导致营养流失。

注水肉因为肌纤维被破坏，失去弹性，用手指按下的凹陷很难恢复，手触无黏性。用刀切开时，有水顺刀流出。

黄脂肉的识别

黄脂肉的特点是皮下或腹腔脂肪组织发黄，稍呈浑浊，脂肪松软不坚实，有时有异常腥味。黄脂肉的肌肉组织色泽正常。

黄脂肉随放置时间的延长会逐渐减轻或消失。一般认为，这是由于动物进食含有多量不饱和脂肪酸及带有天然色素的饲料（如鱼粉、蚕蛹及黄色玉米等），或者缺乏维生素E引起的代谢病，导致脂肪组织色素沉积造成的。

当动物受到外伤时，血液流出管腔外，血红蛋白氧化分解后形成一种含铁黄素的颗粒，也可造成黄脂肉。

单纯由饲料引起和外伤引起的黄脂肉，在经过加工处理后可以食用。如伴有不良气味，则不可食用。

黄疸肉的识别

黄疸肉与黄脂肉不同，黄疸肉的特征是，除脂肪组织发黄外，皮下组织、腹腔组织、黏膜、组织液、皮肤、肌肉、血管内膜及其他组织也发黄。皮下脂肪往往黄中带红。

黄疸肉的形成原因有很多种，由于动物吃了霉变饲料，或长期接触有毒制剂，引起肝病变；或者动物患传染病及溶血性疾病，致使肝、胆发生病变；也可能是寄生虫损伤肝胆；机体发生大量渗血现象，致使大量胆红素进入血液中，将全身各种组织染成胆色。

黄疸肉放置时间越长，颜色会越发黄。在发现黄疸时，必须查明黄疸性质，特别是患肝、胆疾病和传染病的黄疸较多。应特别注意钩端螺旋体病引起的黄疸。

严禁食用黄疸肉，在购买时应谨慎挑选。

猪肉的安全选购

新鲜猪肉表面有层微干或微湿润的薄膜，肉色呈淡红色，有光泽，具有正常的鲜肉气味，质地紧密，富有弹性，切面稍潮湿而无黏性，用手指按压凹陷后会立即复原。新鲜猪肉的脂肪呈白色，具有光泽，有时呈肌红色，柔软而富有弹性。用新鲜猪肉做成的肉汤质地透明，味道芳香，汤表面聚集大量油滴，油脂味道鲜美。

变质猪肉表面薄膜会十分干燥或发黏，肉色呈灰色或淡绿色并有霉变现象，切面呈暗灰色或淡绿色。变质猪肉不论在肉的表层还是深层，均有腐臭气味。变质猪肉组织缺乏弹性，出现不同程度的腐烂，用手指按压凹陷不能复原。变质猪肉的脂肪表面污秽，有黏液或霉变，呈淡绿色，脂肪组织松软且具有酸败味。变质猪肉的肉汤浑浊，汤表面几乎无油滴，具有浓厚的油脂酸败味或腐臭味。

食品鉴别

猪肉不新鲜的最显著表现就是肉质发黏。肉的表面发黏、发滑，并有一种陈腐的气味，严重时有臭味，则说明肉已严重变质，不能购买和食用。将刚宰杀的猪肉放在湿度大或通风不良的地方，都会导致猪肉发黏、变质。如果只是肉的表面轻度发黏，则在洗净后，经高温烧煮可以食用。如果发黏严重，臭味大，则表明肉已变质。

注水的猪肉，水会从瘦肉上往下滴。割下一块瘦肉，放在盘子里，稍等片刻，如有水流出来说明是注水猪肉。用卫生纸或吸水纸贴在肥瘦肉上，用手紧压，待纸湿后揭下来，用火柴点燃，若不能燃烧，则说明肉中注了水。

老母猪肉的瘦肉呈暗红色，肉纹较粗糙，肥肉呈淡花色。老母猪肉虽可食用，但不易煮烂。

选购要点

购买猪肉时，一定要选择健康的猪肉，避免病猪肉。有淋巴结的病死猪肉严禁食用。病死猪肉的淋巴结是肿大的，其脂肪为浅玫瑰色或红色，肌肉为墨红色，肉切面上的血管可挤出暗红色的淤血。而质量合格的猪肉的淋巴结大小正常，肉切面呈鲜灰色或淡黄色。

牛肉的安全选购

牛肉是全世界的人都爱吃的食物，也是我国居民日常生活最常食用的肉类食品之一，仅次于猪肉。

营养功效

牛肉富含蛋白质和氨基酸，比猪肉更接近人体需要。常吃牛肉，能提高机体抗病能力，对生长发育及手术后、病后调养的人，有助于补血、组织修复等。牛肉脂肪含量低，味道鲜美。寒冬食牛肉，有暖胃作用，为寒冬补益佳品。

中医认为，牛肉有补中益气、滋养脾胃、强健筋骨之功效。气短体虚、筋骨酸软、贫血面黄的人可多吃一些牛肉。

牛肉虽有营养，但也不可一次吃太多，一周吃一次牛肉即可。另外，牛的脂肪应少食，否则会增加体内胆固醇和脂肪的含量。

选购要点

购买牛肉时，新鲜牛肉有光泽，红色均匀稍暗，脂肪为洁白或淡黄色，外表微干或有风干薄膜，表面不黏手，富有弹性，有正常的鲜肉气味。老牛肉色深红，肉质纤维较粗；嫩牛肉色浅红，质坚而细，富有弹性。

新鲜牛肉指压后凹陷立即恢复；反之，弹性差，指压后凹陷恢复很慢甚至不能恢复的为劣质牛肉；变质肉无弹性。

新鲜牛肉表面微干或微湿润，不黏手；劣质牛肉外表干燥或黏手，新切面湿润黏手；变质肉严重黏手。有些注水牛肉不黏手，但外表呈水湿样。

新鲜牛肉的肉皮无红点，而变质的牛肉则有红点。

羊肉的安全选购

羊肉有冻羊肉和鲜羊肉两种。

冻羊肉主要从色泽和肌纤维来辨别新鲜度。新鲜的冻羊肉呈鲜红色，有光泽。冻得颜色发白的羊肉，说明存储时间过长，口感和风味不如新鲜羊肉。而反复解冻的羊肉也大多不新鲜，外表呈暗红色。

食品鉴别

羊肉的特点是肥瘦相间，其脂肪部分洁白细腻，如果脂肪变黄，说明冷冻时间过久。

所以，在火锅店吃涮羊肉的时候，可以观察一下生羊肉片。不经冷冻的新鲜的羊肉片盘底应该没有水。羊肉的肌肉纤维细嫩紧密，说明是优质羊肉。

选购要点

如果购买的是鲜羊肉，可以通过手感和肉质来辨别。新鲜羊肉摸上去有点黏手；注过水或不新鲜的羊肉不会黏手。新鲜羊肉肌肉结构坚实，有弹性；不新鲜的羊肉发软。

购买带骨的新鲜羊肉块时，可以比较骨骼的粗细。通常骨骼越细的，说明羊的年龄越小，肉质也更加柔嫩。

鸡肉的安全选购

很多人都想知道禽流感究竟会通过哪些渠道传播给人类。专家指出，禽流感是由禽流感病毒引发的一种急性传染病，能感染给人类。禽流感病毒可通过消化道、呼吸道、皮肤损伤和眼结膜、鼻腔黏膜等多种途径传播。人感染禽流感病毒后，主要表现为高热、咳嗽、流涕、肌痛等症状，多数伴有严重的肺炎，严重的则心、肾等多种脏器官衰竭甚至死亡。

因此，选择或购买家禽类食品，要注意防范禽流感病毒。

营养功效

鸡肉营养丰富，味道鲜美，是人们最常食用的肉类。烧鸡、烤鸡、卤鸡等风味加工制品，更深受人们的欢迎。中医认为，鸡肉对虚劳瘦弱、产后乳少、消渴、水肿等有一定的疗效，因此体弱的人、孕妇、产妇等可以多吃一些鸡肉，可滋补强身。

在鸡皮和鸡肉之间有一层薄膜，它的作用是保持肉质水分，防止脂肪外溢。因此，在鸡肉加工时，最好将鸡肉去皮，这样可减少脂肪的摄入，保证鸡肉鲜美。

研究表明，鸡胸肉所含的脂肪和热量低于鸡腿肉，而去皮的鸡腿肉所含脂肪量低于牛羊肉。另外，鸡腿肉富含大量的铁，口感也更佳。

整鸡的选购

如果购买的是整鸡，要注意识别鸡的健康状况。病死鸡或变质的鸡，鸡的双眼是紧闭的。选购时，不要购买过小、过瘦、双眼紧闭的鸡，最好选择活鸡。

买活鸡时，注意观察鸡的精神状态。健康的活鸡有精神，头部伸缩有弹性，翅膀紧贴身体，摸鸡嗉囊无气体。反之，不健康的鸡无精打采、反应迟钝，放在地上发呆，不吃食，同时呼吸急促，羽毛松散，眼睛半睁半闭。病鸡的嗉囊膨胀有气体，积食发硬。

鸡肉块的选购

如果购买的是鸡肉块，则要查看是否新鲜。

新鲜的鸡肉表面有光泽且有弹性，失去新鲜度的肉比较松软，会分泌肉汁。带包装的鸡块由于均用密封，不能直接观察肉的质量，可以将包装袋倒着看，如有汁液，即表示鸡块不新鲜，不要购买。优质鲜鸡肉眼球饱满，皮肤有光泽，因品种不同，颜色可呈淡黄、淡红和灰白等，肌肉切面具有光泽，具有鲜肉的正常气味；新鲜鸡肉表面微干或微湿润，不黏手；指压后的凹陷能立即恢复。

劣质鲜鸡肉眼球皱缩凹陷，色泽暗，但肌肉切面有光泽；在腹腔内可以嗅到轻微的气味，无其他异味；表面干燥或黏手，新切面湿润；指压后的凹陷恢复较慢或不能恢复。

如果购买的是冻鸡肉，可以待解冻后观察，眼球饱满或平坦；皮肤及肌肉切面有光泽；表面微湿润，不黏手；具有正常气味，为优质冻鸡肉。

卤鸡脖的选购

如果是购买卤鸡脖类的熟食，最好买不带鸡皮的。因为鸡脖含有的肉极少，血管和淋巴腺体却相对集中。淋巴等一些排毒腺体都集中在颈部的皮下脂肪，这些腺体中存有大量的毒素、饲料中的激素等，所以吃鸡皮就等于间接吃进去了毒素。看上去香味四溢的卤鸡脖，其实并不是健康食品。

兔肉的安全选购

兔肉有“荤中之素”的美誉，其特点是高蛋白质、低脂肪、少胆固醇。夏季是吃兔肉的最好季节，而寒冬及初春季节一般不宜吃兔肉。兔肉还有“百味肉”的说法，这是因为和其他食物一起烹调兔肉会吸收其他食物的滋味。

营养功效

兔肉有保健益智的功效；兔肉中含有大脑和其他器官发育不可缺少的物质，因此非常适合脑力工作者、学生食用。兔肉还可以防止血栓的形成，高血压人士不妨多吃点兔肉。经常食用兔肉，既能增强体质，使肌肉丰满健壮、抗松弛衰老，又不至于使身体发胖。兔肉还具有保护皮肤细胞活性、维护皮肤弹性的功效。所以，老人、女性更适合吃兔肉。兔肉也是肥胖者和肝病、心血管病、糖尿病患者的理想肉食。

选购要点

购买兔肉时，鲜兔肉肌肉呈暗红色并略带灰色，肉质柔软。优质冷冻兔肉色红均匀，有光泽，脂肪呈洁白或淡黄色；结构紧密坚实，肌肉纤维韧性强；外表有风干膜或湿润，不黏手，有兔肉的正常气味。

狗肉的安全选购

狗肉的外观和羊肉十分相似，一般较难辨别，但可以从毛根和颜色来判断。因狗毛比羊毛难脱，所以一般狗肉的皮下毛根较多。狗肉比羊肉稍显结实，颜色稍显深红。另外，在气味上，狗肉有腥味，而羊肉有膻味。

营养功效

狗肉的营养价值很高，其蛋白质含量不亚于牛肉、猪肉。狗肉富含钾、钙、磷、钠等矿物质及多种维生素和氨基酸，是理想的营养滋补食品。

中医认为，狗肉温肾助阳，性温，具有补中益气的效用。狗肉中含有少量稀有元素，对治疗心脑缺血性疾病、高血压有一定益处。狗肉还可缓解老人和小孩的虚弱症，如夜间遗尿等。常吃狗肉，可使人增强抗寒能力。

吃狗肉有几点禁忌：阴虚内热的人群要慎吃狗肉。烹饪狗肉时不宜放葱、蒜等调料。做狗肉药膳时，忌放杏仁等药材。

食品鉴别

购买狗肉需谨慎，一些不法分子会毒死农家狗，并将这些有毒狗肉卖给市场摊贩和部分餐馆，人吃了有毒的狗肉，严重者会发生中毒。还有少数餐馆在制作狗肉或者腌制狗肉的时候，在菜里加进一些化学添加剂或者防腐剂，这些化学物质对人体有害无益。

如何判断是毒杀狗还是现杀狗？现杀狗一般是用尖刀在狗的脖子上刺一个洞，将狗的血液放出来。如果是毒杀狗，脖子上没有血洞，而且中毒的狗要经过较长的时间才能被宰杀，这时狗的血液已经凝固，无法排出。

但为了迷惑消费者，有的商贩会在毒狗脖子上划一刀，制造成现杀狗的假象。从肉质看，毒狗肉颜色呈暗红色，现杀狗肉呈鲜红色，闻起来腥臊味较重。

选购要点

购买生狗肉时，一看狗脖子上有无血洞；二看狗肉表皮是否苍白无血色；三看肉色是否暗红，闻起来有无腥味。

如果购买的是现成的狗肉熟食，一定要到超市或正规市场的固定摊位选购熟肉。因为正规市场有规范的管理，食物的安全性也会更高。

酱卤肉的安全选购

酱卤肉制品种类多样，风味各异。常见的风味有五香制品、蜜汁制品、酱汁制品、糖醋制品、卤制品等，如卤肉、酱汁肉、糟肉、烧鸡、盐水鸭（鹅）等。

酱卤肉制品是大多数人都喜爱的肉食食品。在选购酱卤肉类食品时，要在正规的超市、商店购买知名大型企业、老字号企业生产的产品，这些食物一般均通过质量安全认证，是获得QS标志的产品，质量上比较有保证。

储存要点

酱卤肉类食品虽有一定的保质期，但这类食品很容易氧化变质，所以最好选购近期生产的，越新鲜口味越好。

要注意商品保存环境。通常酱卤肉类食品需要在0～4℃的环境下保存，环境温度过高容易变质。

肉类罐头虽然保质期可以适当延长一些，食用也比较方便，但含有亚硝酸盐，盐分、脂肪含量都过高，维生素B_1等营养流失，因此尽量不买罐头肉制品。

选购要点

购买酱卤肉类食品时，要选择色泽纯正的肉。色泽过于鲜艳的酱卤肉类食品，除添加了辅料外，还有可能添加了食用色素。

酱卤肉制品最好选购带真空包装的商品，少买一些个体商贩自制的酱肉或卤肉。因为包装完好的产品可避免流通过程中的二次污染。有包装的熟肉制品，先要看外包装是否完好无损，其真空度是否完好。涨袋的食品不可以食用。

产品包装上的品名、厂名、厂址、生产日期、保质期、执行的产品标准、配料表、净含量等信息应齐全。

如何鉴别毛肚的质量

选购毛肚时要注意，颜色特别白的毛肚可能是经过双氧水、甲醛泡制的。有些不法商贩在制作毛肚时，先用工业烧碱浸泡，以增加毛肚的体积和重量，然后按比例加入甲醛、双氧水等化学制剂，使毛肚看上去更新鲜，更有光泽。但这种用化学制剂泡制的毛肚，不利于人体健康。双氧水对胃肠有很强的腐蚀性，长期食用被有毒物质浸泡的毛肚，会患上胃溃疡等疾病，严重时可致癌。

选购要点

如果毛肚个体饱满，非常鲜嫩，吃起来口感爽脆，说明是用工业烧碱泡制的。如果毛肚的颜色过白，而且体积肥大，应避免购买。

用甲醛泡发的毛肚，会很容易碎。加热后迅速萎缩，应避免食用。

食品鉴别

鉴别毛肚中掺入甲醛的方法是：在玻璃杯中加入毛肚，用水浸泡后取出，然后倾斜玻璃杯，沿杯壁加入少量浓硫酸，使液体分层。如果在液面交界处出现紫色环，说明毛肚中掺有甲醛。

火腿的级别及质量鉴别

火腿是家庭常备的菜肴之一，也是馈赠朋友的传统礼品。目前市场上出售的火腿品种多样，有偏甜、偏咸、香辣等多种口味，著名的火腿品牌食品有金华火腿等。

食用指南

用于制作火腿肉的原料通常是质量上乘的优质肉。这种肉新鲜，皮薄无损伤、无斑痕，经腌制、发酵等工序精制而成。火腿营养丰富，食用方便，是家常烹饪菜肴常备的食材之一。

火腿按质量等级可分为五个等级，即特级火腿、一级火腿、二级火腿、三级火腿、四级火腿。

特级火腿外观整洁，表皮干燥整齐，肉质饱满，瘦肉多，肥肉少。

一级火腿光滑干燥，无裂缝、虫蛀、鼠咬等伤痕，无异味。

二级火腿外形美观整齐，但皮稍厚，肥肉较多，肉偏咸。

三级火腿肥肉较多，刀工略粗糙。

四级火腿皮厚，肉不包骨。

食品鉴别

火腿的质量优劣可以从以下几方面判断：

一看外表。优质火腿肉块表面干燥、清洁，肉皮坚硬，肉质结实；劣质或变质火腿肉块表面湿润、松软或有霉烂，皮上有黏液。

二看肌肉。优质火腿肌肉紧密且富有弹性，切面为深红色，色泽均匀；劣质火腿肌肉质地松软，色泽不均匀，切面呈灰色、褐色或黑色。

三看脂肪。优质火腿的脂肪质地坚实，呈淡黄色；劣质火腿脂肪质地松软，呈金黄色。

四闻气味。优质火腿肉香浓郁，无酸败味或哈喇味；劣质火腿或变质火腿缺少肉香味，有腐败气味。可以用竹签刺入肌肉，拔出后嗅竹签气味，可依据此法辨别火腿质量的优劣。

腊肉味美不宜多吃

腊肉是用鲜猪肉或牛肉、羊肉等为原料，加入砂糖、精盐、白酒、葱、姜等调味品调和腌制，再通过烘焙、熏烤等多道工序加工而成的肉制品。我国传统制作腊肉一般在农历腊月，所以称为“腊肉”。

腊肉是一种加工食品，风味独特，人人皆可食用。优质腊肉色泽鲜明，肉质紧实，有弹性，多用于炒、烧、煮、蒸、炖等菜肴的制作，还可以作为馅料。

营养功效

腊肉富含蛋白质和脂肪、矿物质，适当食用腊肉有强身健体、开胃祛寒等保健功效。但腊肉不宜长期或过量食用，否则会引发高血脂、高血压、肥胖、糖尿病等疾病，不利于身体健康。

选购要点

腊肉是高油脂食品，保存不当容易与空气中的水分和微生物发生氧化作用，而使口味发生改变，形成哈喇味。这种气味会影响腊肉的质量和营养价值。

购买腊肉时，优质腊肉肌肉呈鲜红或暗红色，脂肪透明或发乳白色，肉身干爽，肉质紧实，有腊制品特有的风味；劣质腊肉颜色发灰，没有光泽，脂肪呈黄色，表面有霉点，肉质松软无弹性。腐坏的腊肉会有黏液，脂肪有酸味或其他异味，禁止食用。

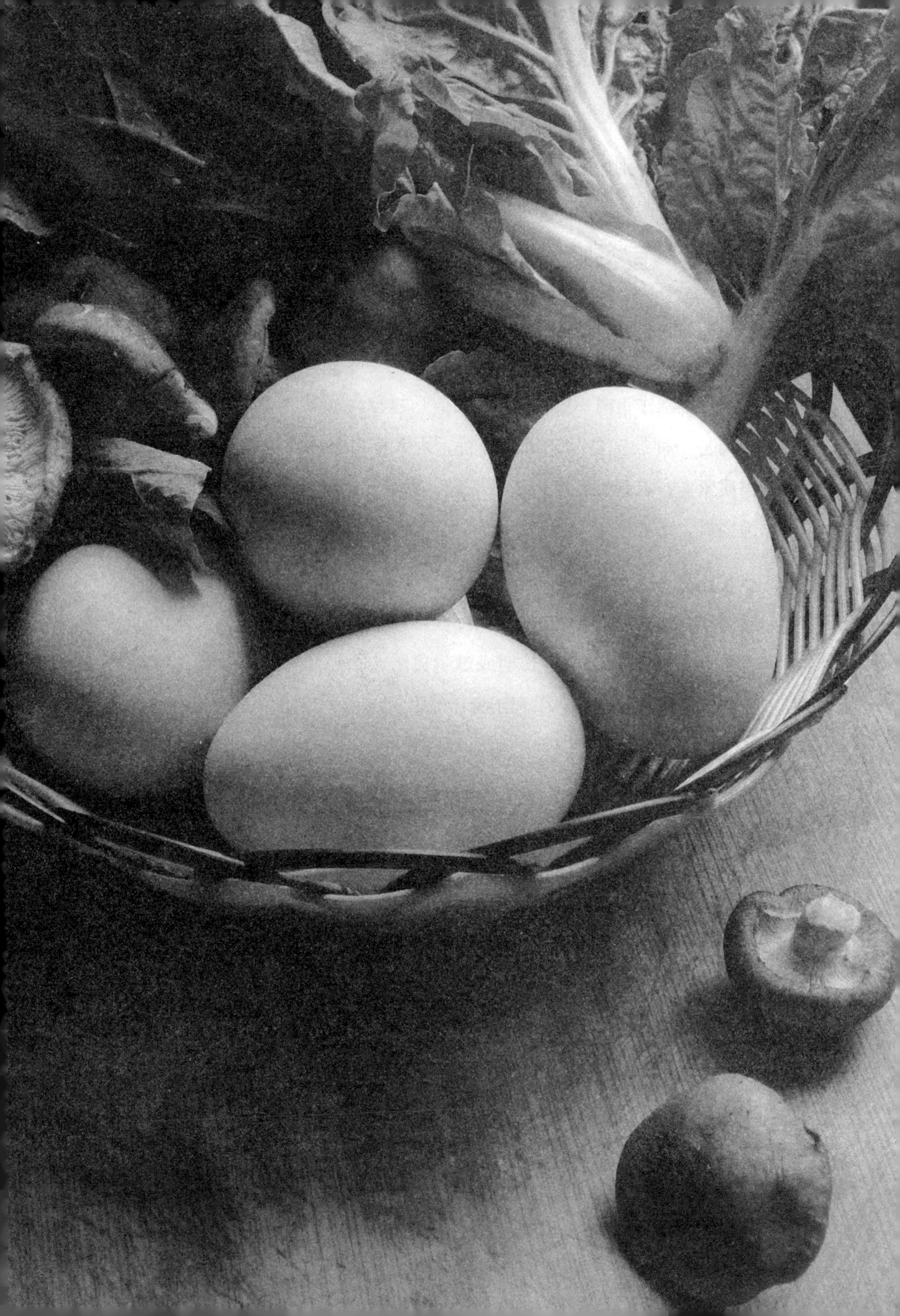

第4章

将有毒的食物拒之门外：禽蛋类

蛋类是一种高营养食品，蛋类中除了含有抗坏血酸外，几乎含有人体必需的所有营养素，且易于消化吸收。蛋类主要含有丰富的蛋白质、脂肪、维生素和无机盐。蛋类中富含的多种必需氨基酸，非常适合人体需要。禽蛋可以称得上是最天然的营养食物。

鲜蛋的安全选购

天然新鲜蛋表面上有一层不光滑的蛋壳膜。而太光滑的蛋则是不新鲜的蛋。同样重量下，新鲜的鸡蛋因为水分没有蒸发，气室比较小，所以手感比较沉。

烹饪时，新鲜的蛋摊开后面积小，呈圆形，蛋黄在正中间，向上凸起；不新鲜的蛋摊开后会发散，蛋液稀薄，蛋黄易散；变质的蛋摊开后会有异味或臭味，颜色呈灰色。

煮熟的新鲜蛋不容易剥壳。散黄蛋不能食用。

选购要点

在购买时，可以按以下五步骤来鉴别蛋的新鲜度：

一看。鲜蛋的蛋壳较毛糙，并附有一层霜状的粉末，色泽鲜亮洁净；不新鲜的蛋或存放已久的蛋，蛋壳比较光滑；变质的臭蛋外壳发乌，壳上有油渍。

二听。用手拿住鸡蛋在耳边轻轻摇晃，贴壳蛋和臭蛋有瓦碴声；空头蛋有空洞声；裂纹蛋有“啪啪”声。

三照。双手握蛋，对着日光或灯光看，新鲜蛋呈微红色、半透明状，蛋黄轮廓比较清晰。

四转。将鸡蛋放在桌面上，轻轻一转，新鲜蛋转动时，蛋壳有阻力，转两三周便停下；变质的蛋则转得时间长且速度快。

五漂。在一定浓度的盐水溶液中观察其沉浮情况，可检验蛋的新鲜度。把蛋放在浓度为15%的食盐水中，沉入水底的是鲜蛋；大头朝上、小头朝下、半沉半浮的是存放过久的蛋；变质的臭蛋则浮于水面。

食用指南

购买的鲜鸡蛋不要用水洗，因为鲜蛋受到潮湿或遭水蚀，会破坏掉蛋壳表面的保护膜，使细菌容易侵入蛋内，导致鲜蛋发霉变质。如果蛋的周围有黑斑点，蛋壳发涩，说明蛋已发霉。发霉的蛋不能食用。

如果选购的是土鸡蛋，可从以下几点来辨别：土鸡蛋个头偏小，且大小不一；养殖鸡蛋一般个头较大，大小均匀。土鸡蛋的蛋黄较大且颜色较深；养殖鸡蛋蛋黄颜色浅，易碎。水煮土鸡蛋无腥味；养殖鸡蛋则有较浓的腥味。土鸡蛋的蛋白质、卵磷脂及微量元素要比养殖鸡蛋高。

另外需注意的是，鸡蛋中还有一类是贴壳蛋和白蛋。贴壳蛋主要是由于贮存时间过长形成的，特点是蛋清变稀，蛋黄膜韧力变弱，蛋黄上浮贴于蛋壳，局部呈红色。用灯光照，在贴壳处可清晰看到蛋黄呈红褐色或黑色。将三个鸡蛋放在手里轻碰，声音如瓦碴，是贴壳蛋，可以食用；如蛋黄紧贴蛋壳，贴壳处呈深黑色且有异味，则不能食用。

孵化2～3天未受精的蛋称为头照白蛋。这种蛋的蛋壳发亮，气孔大，空头有黑影，表面光滑，重量较轻，可以食用。孵化10天左右未受精的蛋称为二照白蛋，蛋清内有血丝或血块，去掉血丝或血块后可以食用。

腌制咸蛋的安全选购

市场上出售的咸鸭蛋分为生的和熟的两种。其中生咸鸭蛋根据包装不同，又分为净盐蛋和裹了草木灰的盐蛋。

加工咸鸭蛋的主要原料是鸭蛋和食盐。一些不正规的加工点追求低成本或者为了缩短生产周期，所使用的食盐的质量达不到有关标准的要求，劣质食盐里的氯化钡、亚硝酸盐等有害物质就会渗入咸鸭蛋里面，损害人体健康。

食品鉴别

优质咸鸭蛋外壳完整有光泽，不易破碎，无异味。光照下，蛋清和蛋黄分界明显，蛋黄呈现金黄色，而且有油感。对于蛋心颜色特别红艳或有白色、黑色的斑点，不要购买。

但是，市场上有一种咸鸭蛋，购买时要提高警惕。这种咸鸭蛋个头比普通的鸭蛋大一圈，它不是鸭子下的蛋，而是由海藻酸钠、明矾、明胶、食用氯化钙加水、色素等人工制成的“鸭蛋”，这种咸蛋有股刺鼻的化学药剂气味，不宜购买。

由于人造咸鸭蛋主要是由化学成分制成，长期食用很有可能导致记忆力衰退，对身体有害。明矾和明胶是国家禁用的产品，一旦超标使用，将损害人体大脑的神经系统。

选购要点

选购咸鸭蛋时，不要从流动商贩那里购买，一定要到超市购买。在选购时，要仔细闻一闻味道，是否有刺激性的化学药剂味。严禁购买和食用人造咸鸭蛋。

咸鸭蛋的挑选可以通过光照法看蛋心是否为红色，如果透着红色就是优质咸蛋。还有一种方法是拿着晃一晃，如果流动感强就是已腌制好的咸鸭蛋，流动感不明显则质量稍差。自然腌制的咸鸭蛋蛋黄颜色非常均匀，但放了添加剂的颜色深浅不均匀。在挑选熟咸蛋时，要注意看真空外包装袋，涨袋的咸鸭蛋容易变质，不要购买。

松花蛋的安全选购

松花蛋是我国传统的风味食品，面对超市里种类繁多的松花蛋，你知道应该如何挑选吗？

食品鉴别

优质松花蛋蛋壳完整，呈灰白色，无黑斑；如果是裂纹蛋，说明在加工过程中可能渗入过多的碱，裂纹的松花蛋容易因细菌侵入而变质，所以不宜购买裂纹蛋。劣质松花蛋有刺鼻的恶臭味或霉味。

腌制合格的松花蛋，蛋清明显，弹性较大，呈茶褐色并有松枝花纹，蛋黄外围呈黑绿色或蓝黑色，中心呈橘红色。松花蛋切开后，蛋的断面色泽呈多样化，蛋黄呈浅褐色或浅黄色。

选购要点

将松花蛋放在手掌中，轻轻地掂一掂，优质松花蛋颤动大；劣质松花蛋无颤动。拿松花蛋放在耳朵旁边摇动，优质松花蛋无响声；劣质松花蛋有声音。

食用指南

松花蛋里含铅，很多人都知道，因此市场常销售无铅松花蛋。其实，无铅松花蛋同样含铅，只是含铅量较微小。根据国家规定，每1000克松花蛋铅含量不得超过3毫克，符合这一标准的松花蛋为无铅松花蛋。所以，无铅松花蛋的含铅量低于国家规定标准，是可以食用的。

松花蛋好吃却不宜常吃、多吃。即使是无铅松花蛋，含有的微量铅也会被人体吸收，存留在肝、肺、肾、脑等组织及红细胞中，使骨骼与牙齿中的钙流失。经常大量食用松花蛋，会出现骨骼和牙齿发育不良、食欲减退、胃肠炎等，还会影响智力发育。因此，儿童要少吃松花蛋。

鹌鹑蛋的安全选购

鹌鹑蛋有“卵中佳品”的美誉，是一种高营养的滋补食物。鹌鹑蛋的蛋白质、脂肪含量与鸡蛋相当，一般3个鹌鹑蛋的营养含量相当于1个鸡蛋。

营养功效

鹌鹑蛋富含脑磷脂、卵磷脂、赖氨酸、胱氨酸、维生素A、维生素B_1、维生素B_2、铁、磷、钙等营养物质，其中维生素B_2含量是鸡蛋的2.5倍。鹌鹑蛋的营养更易被吸收。

中医认为，鹌鹑蛋味甘、性平，有补益气血、强身健脑、丰肌泽肤等功效，对贫血、营养不良、神经衰弱、月经不调、高血压、支气管炎等人士具有调理作用。女性食用鹌鹑蛋，可以养颜、美肤。鹌鹑蛋中含有的芦丁等物质，有降血压的功效，可预防心血管疾病。鹌鹑蛋中所含丰富的卵磷脂和脑磷脂，是高级神经活动不可缺少的营养物质，具有健脑的作用。

鹌鹑蛋人人皆可食用，婴幼儿、孕产妇、老人、病人及身体虚弱的人，每天吃3～5个为宜。

鹌鹑蛋在禽蛋中胆固醇含量最高，高血脂及脑血管病患者不可多食。

选购要点

选购鹌鹑蛋时，将鹌鹑蛋放入冷水中，下沉的是鲜蛋，上浮的是陈蛋；用手轻轻摇动，没有声音的是鲜蛋，有水声的是陈蛋。

鹌鹑蛋在常温下（20℃）能存放4～5天，存放前不可用水冲洗。从冰箱中取出后要尽快食用，不可久置或再次冷藏。

食品鉴别

选购鹌鹑蛋时，要与野鸽子蛋相区别。

野鸽蛋的个头要比鹌鹑蛋的大，颜色比鹌鹑蛋浅，与鸡蛋的颜色更接近，而鹌鹑蛋的颜色比较深，为黑白色；野鸽蛋的斑点比较小，呈粒状，鹌鹑蛋的斑点比较大，呈块状。

野鸽蛋被誉为“天然脑白金”，蛋白质含量远高于其他禽蛋，水分偏低，口感香郁，风味独特，易于消化吸收，是孕妇、儿童、病人等人群的滋补佳品。野鸽蛋富含人体所需的钾、钠、钙、磷、镁、铁、锰、硒等矿物质，以及多种氨基酸，对智力发育及人体的免疫系统有显著疗效。

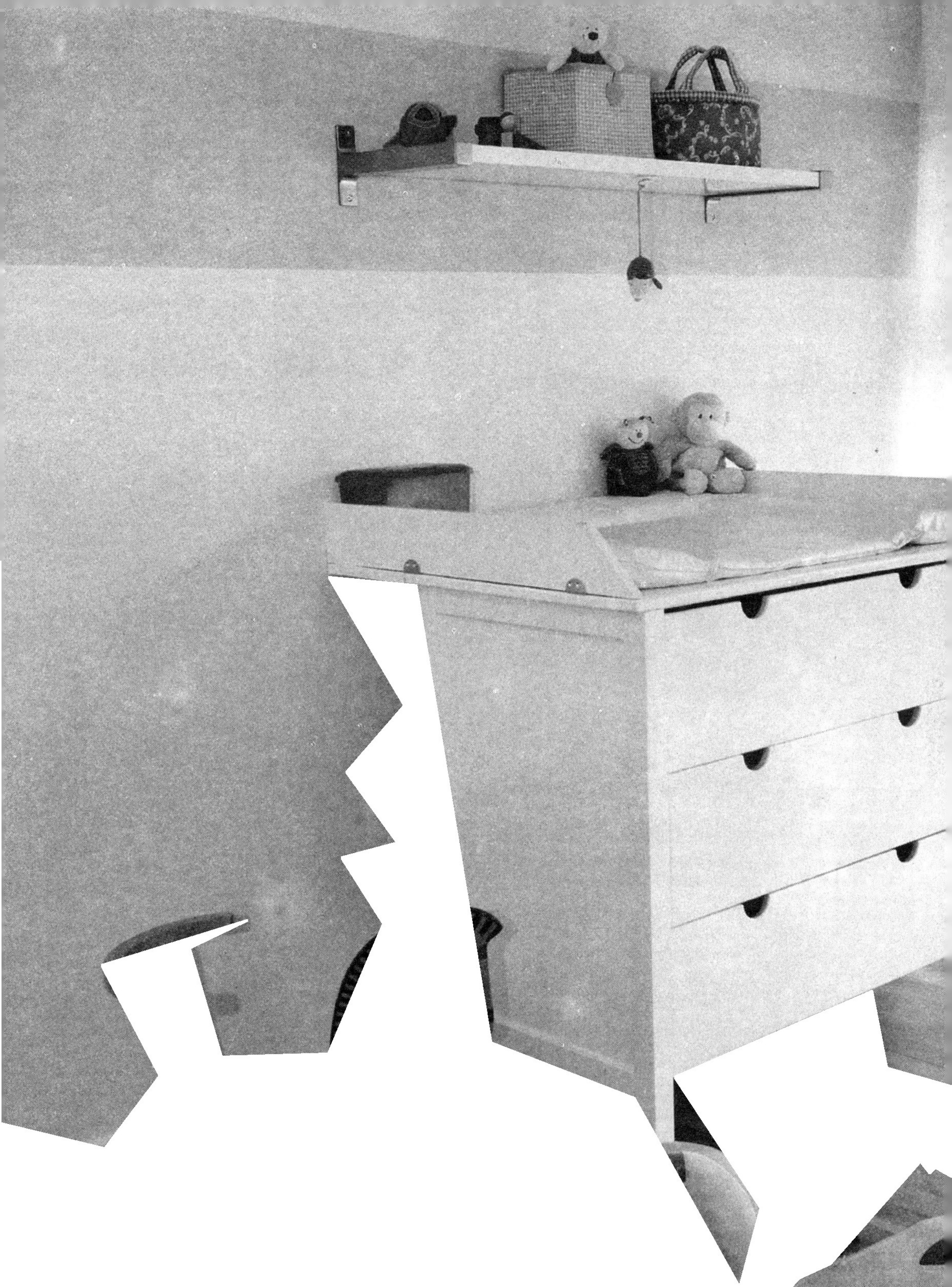

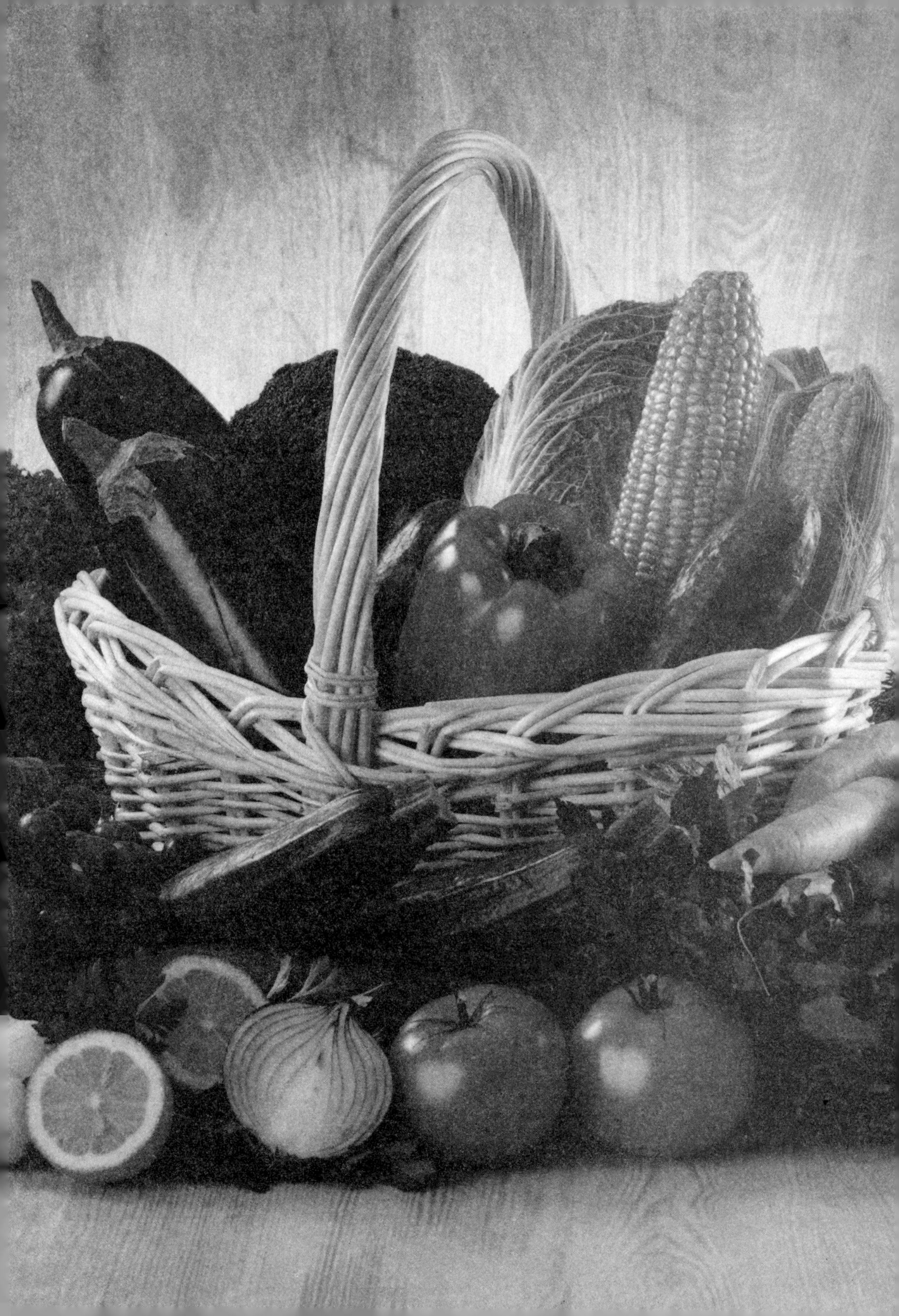

第5章

将有毒的食物拒之门外：蔬菜类

蔬菜含有丰富的维生素、纤维素和多种无机盐，是人类健康不可缺少的食物。每天多吃一些深绿叶蔬菜，有助于健康。蔬菜的价值对于人体健康无法估量，如果在平常的饮食习惯中，身体摄入蔬菜数量太少，会严重影响身体健康。

如何购买无公害蔬菜

许多人在选购蔬菜时，多会购买标有“绿色食品”的“无公害”蔬菜，认为吃着放心。但是，价格比普通蔬果贵好几倍的蔬果真是无公害产品吗?

目前农贸市场上出售的“无公害蔬菜”及“有机蔬菜”品种繁多，但包装各异，一般顾客仅从外观上很难判断是否真是“无公害蔬菜”或“有机蔬菜”。而一些不法商家或摊贩也会把普通蔬菜当成“无公害蔬菜”、“有机蔬菜”来卖，蒙骗消费者赚取暴利。所以，市场上真正的“无公害蔬菜”并不多。

食品鉴别

如今市面上销售的蔬菜主要包括有机、绿色、无公害蔬菜三大类。无公害蔬菜的价格要比普通蔬菜偏高一些，无公害蔬菜的特点是一般使用有机肥料施肥，采用生物杀虫，或用隔虫网保护预防虫害，不用农药杀虫。除此之外，再加上生态环境、作物管理以及运输等因素，因此，从成本上来说，无公害蔬菜也远高于普通蔬菜。

蔬菜农药残留是否超标，从外观上是很难辨别的。为避免误食农药残留超标的蔬菜，建议在购买时注意以下几点：到设有检测点的超市、农贸市场购买蔬菜，不要购买流动摊贩和早市、夜市销售的蔬菜；尽量选购大量上市的时令蔬菜，不宜购买反季节蔬菜；尽量选购当天出售的新鲜蔬菜，不宜购买表面有药斑，或有异味、化学药剂味道的蔬菜；尽量购买天然生长的蔬菜，呈现正常的菜色和形状，不宜购买颜色、形状异常的蔬菜；最好选购有卫生质量保障的品牌蔬菜。

选购要点

在挑选蔬菜时，还可以从颜色、味道、形态等方面来判断。每一种蔬菜都具有特殊的颜色、光泽等，由此可以判断出蔬菜的成熟度及新鲜程度。新鲜的绿叶类蔬菜具有清香味道，辣椒、蒜薹等蔬菜具有辛辣味道，有的蔬菜口味清甜，如番茄，有的蔬菜口味偏苦，如苦瓜。总之，新鲜的蔬菜不应有腐败味或异味。大多数蔬菜口感清爽鲜美，少数具有辛酸、苦涩的特殊味道。新鲜的蔬菜叶片整齐，颜色自然鲜嫩，蔬菜汁液饱满。凡是出现叶片蔫萎、干枯、损伤、变色、病变、虫害侵蚀的，则说明蔬菜不新鲜。还有的蔬菜由于人工使用了激素类物质，被催熟成畸形，这样的蔬菜不宜购买。

专家建议，买菜不要太注重外观，买体积、外形较普通的即可。体积过大、颜色怪异的番茄、土豆、黄瓜等，很可能是被激素或催熟剂催熟的。而洋葱、茴香、香菜、辣椒等由于味道特殊，通常虫害较少，农药残留也较少，购买时不用过于担心。

另外，尽量选有产地、有标志的优质蔬菜。优质蔬菜表面鲜嫩，外形饱满，有光泽，无黄叶、伤痕和病虫害现象。

健康小贴士

大多数白菜、油菜等叶类蔬菜都会喷洒农药以预防病虫害，绿叶蔬菜的农药残留是有季节性的，一般夏季的青菜施农药较多。

蔬菜的菜帮和菜蒂是农药残留最多的部分。比如白菜菜帮、青椒蒂的部分农药残留都比其他部位多。食用时，最好把这些部位去除掉。

为了吃上无农药残留的蔬菜，很多人喜欢购买有虫眼的绿叶菜，认为这样的蔬菜肯定没有被农药污染，较为安全。实际上，菜叶上有虫眼，并非意味着完全没有农药残留。一些农药不能完全杀灭虫子，就会威胁身体健康，所以对有虫眼的蔬菜也不能掉以轻心。不要热衷购买有虫眼的蔬菜水果，也不能将是否有虫眼作为是否使用农药的判断依据。有虫眼的蔬菜施药时间离收获更近，农药反而分解少、残留高，应谨慎食用。

清洗指南

蔬菜水果的洗涤非常重要，清洗的彻底能除去大部分的细菌和农药残留，如用热水烫洗，能杀灭大量的寄生虫卵。

对于容易折断和破损的绿叶蔬菜适宜用浸洗法，即在水中浸泡30分钟左右。如果要彻底地让农药无残留，可以加入专业的洗涤剂来清洗。但要注意的是，市面上大多数打着可以去除农药旗号的大众洗洁精的作用都不大，具体哪些洗涤剂能帮助去除，建议咨询专业人士。其实，用开水焯一下再洗的效果要好过很多洗洁精。尤其是韭菜，应反复浸泡10～15分钟，然后再用开水焯一下。

如果浸洗后再用清水冲洗一下，可进一步去除细菌和微生物。尤其是菜的根部、菜叶等重叠部位，应掰开来冲洗，菜叶一定要逐片清洗。叶片较小的菠菜、茼蒿、小白菜等，可以将根切除，然后将根部向上用流动水冲洗干净。

此外，对于红薯、土豆等根茎、块茎类蔬菜，可以用刷子刷洗。

储存要点

秋冬季节，温度较低，蔬菜不易腐烂，将蔬菜水果买回家后，不妨在自然流通的空气中放上几天，尤其是卷心菜、大白菜、韭菜这类绿色蔬菜，可以加速残留农药的自然分解。冬季天气寒冷，很多蔬菜在外面放上几天也不会腐坏，可以多用此方法。在春夏季节，气温较高，蔬菜容易腐烂，可以将蔬菜存放在冰箱里冷藏几天，并保持内部空气流通，这样有助于残留农药的挥发。

反季节蔬菜怎么买

由于反季节栽培技术的发展，原来夏天出产的黄瓜、西红柿等蔬菜在冬天照样可以吃得到。这种被称为“反季节蔬菜”的已经越来越多地占据着市场，走向家庭的厨房和餐桌。反季节蔬菜是否有益身体健康呢？由于反季节蔬菜是违反蔬菜自然生长规律条件下栽培出来的，营养成分会与时令蔬菜相比有所不同。如果不了解反季节蔬菜的营养成分变化，就可能对身体产生不利影响。

健康小贴士

反季节蔬菜多以大棚栽培为主，由于受到光照不足、通风不好等外界环境的影响，蔬菜的品质会有所下降。有关资料显示，大棚里种植的蔬菜，光照条件远不足于田间，而如果蔬菜的光合作用不充分，就容易导致蔬菜内的叶绿素、维生素、糖分等营养物质含量不足。

如果通风环境不好，蔬菜中叶片表面水分蒸发会减少，从土壤中吸收的矿物元素也随之减少，使蔬菜的矿物质营养含量不足。实验证明，大棚里生长的蔬菜其矿物质元素含量要比田间生长的时令蔬菜的矿物质元素含量要少得多。此外，由于大棚的生长环境容易滋生有害物质，从而影响蔬菜的品质。

此外，一些菜农为了缩短蔬菜的生产周期或延长保鲜期，往往给反季节蔬菜施加过多农药、化肥，甚至是激素、保鲜剂等，这些化学物质对人体的伤害更为严重。

食用指南

很多人热衷反季节蔬菜，而少吃时令蔬菜，这种做法不利于健康。据研究显示，萝卜中含有的维生素C比黄瓜高约5倍，所含的钙、铁、磷等也很高。土豆不仅富含糖类，而且含有较多的蛋白质和少量脂肪，富含粗纤维、钙、铁、磷、维生素C、维生素B以及胡萝卜素等。所以，吃反季节蔬菜应与时令蔬菜相搭配，才能更多地补充人体必需元素。

反季节蔬菜的重金属含量和残留农药容易超标，可多吃一些有助于排毒的食物。如绿豆可解砷毒，冬天也应喝些绿豆粥；木耳、猪血具有很强的滑肠作用，经常食用可将肠内的大部分毒素排出体外。苹果、柑橘、柿子、大蒜等，有利于排铅毒。

反季节蔬菜中矿物质含量相对较低，而蔬菜又是人体所需矿物质主要来源之一，将反季节蔬菜与乳制品、粗粮、豆类、海产品等富含钙、镁、铁、钾的食物相搭配，可进一步补充人体对矿物质的需求。

绿叶蔬菜的安全选购

深绿色叶菜以茎叶为主要食用部分，菜叶颜色越深绿，营养价值越高。比如菠菜、油菜、小白菜、茼蒿、芥蓝等，都是绿叶类蔬菜。一些颜色深绿的花苔类蔬菜，如西兰花、蒜薹等，营养价值也较高。

选购要点

人们常见的有普通蔬菜、无公害蔬菜、绿色食品蔬菜和有机蔬菜四类。有机蔬菜栽培中不用任何人工合成物质，绿色食品不用任何中高毒物质，无公害蔬菜则不会发生农药超标问题。判断某一类蔬菜属于哪一品种，要看有没有相应的产品质量认证标签，而不是仅仅看有没有保鲜膜。没有保鲜膜的蔬菜，如果知道品牌和产地，看起来很新鲜，也可以放心购买。

蔬菜贵在新鲜。如果将购买后的蔬菜在室温下存放，维生素的分解速度非常快，有毒物质亚硝酸盐的含量会迅速上升。所以，蔬菜宜储藏在冷柜当中，而不宜露天存放。保鲜膜可以延缓水分和营养素的流失。因此，冷柜中加保鲜膜的菜可以放心购买。

新鲜、质地脆挺的绿叶蔬菜水分很少流失，不新鲜的蔬菜则很容易失水萎蔫，叶片或茎部失去舒展的状态甚至脱落。

蔬菜包装上的日期不能忽视。一般的净菜都应该是当日生产的，只有选购这种蔬菜，才能真正保证安全性和营养性。不宜购买被处理的“特价菜”，这种蔬菜风味、口感和营养都会变差。

菠菜的选购

菠菜有两个类型：一是小叶种，一是大叶种。不管什么品种，新鲜菠菜的特点是叶柄短、根小色红、叶色深绿。但在冬季，叶色泛红，表示经受霜冻，口感更好。菠菜消费的季节性很强，从10月至第二年4月历时半年均有上市，早秋菠菜因草酸含量高而带有涩味。如菠菜叶子上有黄斑，叶背有灰毛，表示感染了霜霉病，不宜购买。

茼蒿的选购

茼蒿又叫蓬蒿，有尖叶和圆叶两个类型。尖叶茼蒿又叫小叶茼蒿或花叶茼蒿；圆叶茼蒿又叫大叶茼蒿或板叶茼蒿。尖叶茼蒿叶片小，香味浓；圆叶茼蒿叶片宽大，口感软。

春季茼蒿易抽薹，不宜购买。茼蒿的病虫害少，农药污染轻，适合做涮菜、煲汤食用。

芹菜的选购

芹菜主要有青芹、黄心芹、白芹和美芹四种类型。青芹和黄心芹味浓，脆嫩；白芹味淡，不脆；美芹味淡，脆嫩。

不宜买叶色浓绿的芹菜。因为这种“墨黑”叶子的芹菜，说明生长期间干旱缺水，生长迟缓，粗纤维多，口感上也老而生硬。

芹菜新鲜不新鲜，主要看叶身是否平直，新鲜的芹菜是平直的。存放时间较长的芹菜，叶子尖端会翘起，叶子软，甚至发黄起锈斑。

韭菜的选购

韭菜有4种，除了经常食用的叶韭以外，还有根韭（主产云南，以根供食用），花韭（以采食花薹为主）以及花、叶兼用韭。市场上大量上市的为叶韭和韭菜薹。

按韭菜叶片的宽窄可分为宽叶韭和窄叶韭。宽叶韭菜比较鲜嫩，具有淡淡的清香味；窄叶韭菜香味浓郁，因此以窄叶韭为首选。要注意，有的韭菜因为栽培时有可能使用了生长激素，会使叶片异常宽大，这种韭菜不宜购买。

判断韭菜的鲜嫩程度有一个独特的方法：韭菜叶分为叶片和叶鞘两部分。由叶鞘抱合而成的部分称为“假茎”，刚割下的韭菜，如“假茎”处切口平齐，表示新鲜；如已割下几天，切口便不平而呈现倒宝塔状，则说明韭菜已变老。这是因为韭菜收割后仍然继续生长，中央的嫩叶长得快，外层老叶生长得慢，从而形成倒宝塔状的切口。

花菜的选购

选购花菜时，主要看两点：一是花球的成熟度，优质花菜以花球周边未散开为最好；二是花球的洁白度，优质花菜的花球洁白微黄、无异色、无“毛花”。花菜烹调前不宜用刀切花球，否则会造成花球粉碎散落，影响口感，而应该用手掰成朵状。

卷心菜的选购

选购卷心菜的标准是：叶球要坚硬紧实，松散的表示包心不紧，不要买。叶球坚实，但顶部隆起，表示球内开始挑薹，口味变差，也不要买。

卷心菜会出现“缺钙”现象，特征是叶缘枯死。这是一种生理病害，但不影响食用品质。食用时只要将枯死的叶缘部分去除即可。

块茎蔬菜的安全选购

俗话说：“春吃花、夏吃叶、秋吃果、冬吃根。”根菜是指以肉质根为食用部分的蔬菜，与其他类蔬菜相比，根菜的农药残留较低，价廉物美，营养丰富。块茎类蔬菜指的是实心体的蔬菜，体积内部密度高。马铃薯、山药、莲藕、莴笋、茭白、苤蓝、竹笋、姜、芋头、荸荠、红薯、茨实、萝卜、大蒜等，均属于块茎类蔬菜。

薯类的选购

选购土豆要尽量选外形较圆、表皮不破损的，且表皮一定要干燥。已长芽的和表皮发绿的土豆不宜购买。因为长出嫩芽的土豆含有毒素，不宜食用；土豆变绿是有毒生物碱存在的标志，食用这种土豆会引起中毒。如果土豆有部分呈黑色或类似瘀青色，里面多半是坏的或空心的。

红薯块小而不均匀；有损伤或虫蛀孔洞；薯块萎蔫变软、发芽或变绿；混有较多的虫害、伤残薯块；有腐烂气味等，都说明是劣质红薯，不宜购买。

过大的土豆可能生长过时，纤维也较粗。冻伤或腐烂的土豆，会变成灰色或呈黑斑，水分收缩，也不宜食用。

茄子的选购

蔬菜市场上的茄子有紫红色和淡红色两种。紫红色的为条茄，淡红色的则为杭茄。在春季淡红色茄子先上市，随后紫红色茄子上市。

茄子的老嫩影响着品质的优劣。判断茄子老嫩有一个可靠的方法，就是看茄子的萼片与果实连接的地方，这里有一个白色略带淡绿色的带状环，带状环越大，表示茄子越嫩；带状环越小，表示茄子越老。嫩茄子手握有粘滞感，老茄子则手感发硬。

外观亮泽表示新鲜程度高，表皮皱缩、光泽黯淡说明茄子不新鲜。

辣椒的选购

蔬菜市场上的辣椒不外乎三种：一种是辣味重的辣椒，另一种是甜味重、无辣味的甜椒，还有一种是介于上述两者之间的半辣味椒。辣椒的果实形状与其味道有着密切的关系。尖辣椒一般比较辛辣，且果肉越薄，辣味越重；圆形的柿子椒又称甜椒，口感清甜，且果肉越厚越甜脆；半辣味椒则介于两者之间。

辣椒按颜色分，可以有红椒、青椒、黄椒等。红椒的维生素C、胡萝卜素的含量要比青椒高，而且分量轻，适合烹炒。

山药的选购

蔬菜市场上的山药主要产于陕西、河南、山东、河北等地。无论购买什么品种，块茎的表皮是挑选的重点。优质山药呈均匀的长圆柱形，表皮光洁，无异常斑点，可放心购买。如发现异常斑点，说明已经感染病害。

萝卜的选购

萝卜分为长萝卜、圆萝卜、红萝卜、白萝卜、青萝卜等类型。不管哪种萝卜，以根形圆整、表皮光滑为优。优质萝卜皮光肉细。实心萝卜比重大，分量较重，而空心萝卜（糠心萝卜、肉质成菊花心状）不宜购买。不新鲜或被冻伤的萝卜，皮色会有半透明的斑块。严重受冻的萝卜，解冻后皮肉分离，失去营养价值，不宜食用。

购买萝卜不能贪大，以中小体积为宜。这种萝卜肉质比较紧密充实，不易空心，烹调后的菜肴口感软糯细滑。

竹笋的选购

竹笋生长于不同的土壤中，品质也各不相同。一般有黄泥笋、黑泥笋和沙泥笋之分。黄泥笋味鲜肉细，质量最佳；黑泥笋优于沙泥笋，但比黄泥笋差些；沙泥笋纤维粗，味也比较淡。

鉴别竹笋的品质，可以根据四点。

一要看根。根部“痣”色为红的笋鲜嫩，“痣”色深紫的笋比较老。

二要看节。笋体粗壮、笋节短小，节与节之间距离越近，说明笋越嫩。

三要看壳。新鲜的笋外壳色泽鲜黄或淡黄略带粉红，笋壳完整，饱满光洁。

四要触摸。鲜嫩的竹笋手感饱满，肉色洁白如玉。将笋提在手里，应是干湿适中，周身无瘪洞、无凹陷、无断裂痕迹。另外，还可用指甲在笋肉上划一下，来判断其鲜嫩程度。

笋比较容易贮存。买回后暂时不吃，可放置在通风、干燥、阴冷之处贮存一周，也不会变质，也可以剥去笋壳放入冰箱冷藏室。如果将整块笋煮熟后冷冻，放置的时间可更长些。

莲藕的选购

莲藕营养丰富，含铁量很高，具有药用价值，是很多人都爱吃的一种蔬菜。市场上曾出现过一种很白的莲藕，但凑近一闻，却有一股微酸味。这种颜色过白的莲藕是不法商贩使用盐酸或硫酸等工业用酸泡制出来的。

使用工业用酸处理过的“漂白藕”外观颜色非常洁白，却散发化学药剂的微酸气味。买回家经水冲洗后颜色会变成褐色。“漂白藕”售价比普通藕高，也更容易腐烂。

因此，在买藕时尽量多看、多闻。优质的藕大多表面发黄，断口的地方有一股清香的味道。

瓜类蔬菜的安全选购

瓜类蔬菜种类繁多，是夏季的主要蔬菜，如冬瓜、南瓜、丝瓜、苦瓜、西葫芦、佛手瓜、金丝瓜、瓠瓜等。瓜类蔬菜营养丰富，含有人体必需的氨基酸，维生素C、维生素B_1、维生素B_2、胡萝卜素及钙、磷、铁、钾等矿物质，有的瓜类还具有一定的药用价值。

冬瓜的选购

冬瓜有青皮、黑皮、白皮三个类型。黑皮冬瓜肉厚瓤少；白皮冬瓜肉薄，质松，易入味；青皮冬瓜则介于二者之间。选购时，以黑皮冬瓜为佳。黑皮冬瓜果形如炮弹，瓜形匀称，无日晒伤斑。选购时用手指甲掐一下，皮较硬，肉质致密，种子已成熟变黄褐色的冬瓜，口感好。种子白色幼嫩的，肉质松散，不宜购买。

南瓜的选购

选南瓜时，用指甲掐果皮，不留指痕，表示老熟，表面略有白霜，则南瓜又面又甜。

金丝瓜的选购

金丝瓜因成熟后稍加处理即可自然搅拌成丝而得名。嫩的金瓜不易成丝。挑选时用手指甲掐表皮，质地较硬，色泽金黄，中等大小的为上品。食用时，可拦腰切成两半，掏去瓤、籽，在沸水中烫煮8～10分钟，迅速放于冷开水中浸凉，用筷子刮搅成丝后，加入香油、葱、蒜、醋、辣油等调味料凉拌食用。

一般来说，冬瓜、南瓜、金丝瓜越老熟的口感越好。

黄瓜的选购

黄瓜是人们常吃的一种蔬菜，根据生长地域的不同，品种也不同。如华北地区盛产的黄瓜呈长条形，皮色深绿、多刺；华南地区盛产的黄瓜呈短圆柱形，皮色浅绿，刺少或无刺。

挑选时，鲜嫩的黄瓜顶花带刺，粗细均匀；瓜柄处和瓜身质地较硬，口感清脆，含水分多。反之，质地软、水分少、粗细不均的“大肚”黄瓜不宜购买。

丝瓜的选购

丝瓜瓜条短而细，皮呈绿色，条纹不明显。挑选时，同样用手捏，瓜柄较硬，皮绿色而没有刮伤变黑的斑痕，为新鲜的丝瓜；不新鲜的丝瓜发软，表皮易产生黑色条纹。

西葫芦的选购

西葫芦与南瓜的不同之处在于，西葫芦越嫩口味越佳。鲜嫩的西葫芦皮色淡绿，略带黄色花纹，摸上去有点黏手。食用时不用去皮，切片素炒或与肉炒，清香可口。

佛手瓜的选购

佛手瓜因形状像“佛手”而得名。选购时，若瓜皮上留有少量的刺已发硬，佛手处已有种子突出表面，则表示老熟。表面光滑、茸毛软的为嫩瓜，可带皮切片，清炒或与肉片同炒。

瓠瓜的选购

瓠瓜有两种，一种皮色绿，味浓，品质好；另一种皮色浅绿，味淡，品质较差。购买时，新鲜的瓠瓜上下匀称，表皮白，茸毛完整，手感柔软。

酸菜的安全选购

优质酸菜颜色自然，叶呈淡黄色至深黄褐色，菜帮呈半透明的白色至深黄色，短期暴露在空气中或真空包装后，经过光照后颜色会慢慢变灰暗，但这一变化不影响酸菜的品质。

经染色、漂白处理的酸菜，颜色特别黄亮，短期暴露空气中或真空包装后，经长期光照后不易变色。

选购要点

购买酸菜时应注意看生产日期，优质酸菜刚生产出来时颜色鲜黄，超过生产日期一个月以上的酸菜，如果整体色泽过于鲜艳，就可能添加了亚硫酸盐等防腐剂。亚硫酸盐是一种极易氧化的物质，会不断释放出二氧化硫，使酸菜被漂白。因此，在选择酸菜时，注意不要购买色泽特别黄亮的。

优质酸菜闻起来有自然的酸味及发酵香气，无异味；经超标防腐剂处理的酸菜闻起来无酸菜的香气，甚至有辛辣刺鼻的气味，令人窒息，并且强烈地刺激眼睛。发酵异常的酸菜不宜食用。

品尝靠近酸菜菜心的部位，优质酸菜尝起来酸脆鲜嫩，风味纯正；劣质酸菜风味不佳。超标添加防腐剂会使酸菜产生涩味。

食用指南

另外，慎购散装酸菜。散装酸菜无“QS”标志，同时会在运输、销售过程中二次污染严重。购买酸菜应认准包装袋上所有标识均为准确规范的产品，尽可能去大型超市购买口碑好的正规企业生产的产品。

自家腌的酸菜最好腌一个半月以上再食用，腌好后的酸菜最好在短期内食用完，不宜长久存放。

天然野菜的安全选购

野菜是市面上一种特殊的美味蔬菜，如今越来越多的品种被端上餐桌。野菜中含有大量普通蔬菜所没有的营养成分，纯天然的清香口味深受人们的喜爱。春天，野菜长得特别快，人们在郊游的同时寻觅采食野菜，不失为一种情趣。但野菜不能盲目采挖和食用，否则会因误食而引发中毒。尤其是在郊外踏青游玩和垂钓时会采摘到很多不熟悉的野菜，如果不了解这些野菜的习性和特点，食用后会出现不同程度的呕吐、腹泻等中毒症状。

食品鉴别

野菜虽然清香鲜嫩，但并不是所有野菜均能食用。如城市人口密集地区、工厂和居民区附近以及受污染的河流附近的野菜不能食用，马路边的野菜因受汽车尾气的污染，含有毒素，也不宜食用。

营养功效

野菜不仅营养价值十分丰富，而且还具有一定的药用价值。有的野菜本身就是中草药的主要成分，对某些疾病具有特殊的疗效。经营养学家检测，许多野菜中均富含胡萝卜素、维生素B族、维生素C等，其蛋白质含量也高于人工栽培的蔬菜。野菜中还含有多种矿物质，如钙、铁、锌、磷、镁、铜等微量元素，是人体不可或缺的营养物质。野菜可用来凉拌、烹炒、煲汤、做馅等，吃法多样，口感独特。夏季常吃天然野菜，不仅可以调节肠胃，增进食欲，还具有清热去火之功效。

作为纯天然绿色食品，野菜的植物纤维极其丰富，对人体的健康有很多好处。

品种分类和药效

不同的野菜有不同的营养和药用功效，适合不同体质的人食用。

垂盆草：性凉，味甘，具有清热解毒、活血祛瘀、消肿止痛、抗癌等功效，民间用于治疗毒蛇咬伤、烫伤、烧伤，同时也是治疗肝炎的有效药物。孕妇也可以食用。

马兰头：性凉，味辛，微寒，具有清热解毒、凉血止血、利湿消肿之功效。马兰头富含维生素和无机盐，含铁量是苹果的30倍，可激发食欲，减轻厌食症状。孕妇食用能为胎儿增加营养供给。

水芹菜：性凉，味甘，微苦，无毒，具有平肝清热、祛风利湿、除烦消肿、凉血止血、解毒宣肺、健胃利血、清肠利便、润肺止咳、降低血压、健脑镇静之功效。特别适合高血压、动脉硬化及糖尿病人群食用。气虚胃寒者慎食。孕妇可以食用。

马齿苋：别名长命草，具有解毒、降压、抑菌消炎、利尿止痢、润肠消滞、去虫明目和抑制子宫出血等药效，对心脏病有预防作用。孕妇禁食。脾胃虚弱者慎食。马齿苋与鳖甲、胡椒不可同食。

山芹：富含多种维生素及氨基酸、微量元素，对人体健康十分有益，具有散寒解表、祛湿止疼之功效，适合高血压、糖尿病人群食用。同时山芹还有助消化等保健作用。孕妇可以食用。

鱼腥草：性微寒，味苦，具有清热解毒、排脓消痈、利尿通淋的作用。鱼腥草不但具有抗生素作用，更具有抗病毒效果，是孕妇及儿童的理想用药。虚寒症者慎食。

山海螺：性温，味甘，无毒，具有滋补壮阳、化痰润肺、排毒解毒之功效。孕妇食用山海螺，可以补血、通乳。山海螺还有降压、提高血糖的作用。

苦菜：性寒，味苦，富含多种金属微量元素，具有清热消肿、化瘀解毒、凉血止血之功效。孕妇可以食用。脾胃虚寒者慎食。苦菜不可与蜂蜜同食。

食用指南

人们喜欢吃野菜，因为它富含人体所需的营养成分，并能帮助肠道对营养物质进行吸收和代谢。不过吃野菜时应该注意：野菜虽好，不可多吃，应讲究适度。因多数野菜性凉致寒，多食易造成脾寒胃虚等症，因此野菜不能多食。体质虚寒者、孕妇食用野菜，要特别注意野菜的食用禁忌问题；野菜取材要新鲜，不宜间隔过长，避免造成维生素及无机盐的损失，口感变差；不熟悉的、容易发生误认的野菜不要采摘和食用，以免食物中毒；工业地区所生长的野菜含铅量较高，废水边的野菜含有毒素，这些受污染的野菜均不宜食用。

所以，野菜应做必要的筛选，最好现采现吃，确保吃得新鲜，最大限度地吸收营养。为了安全起见，每次煮食前，把野菜放在清水里浸泡2小时以上进行解毒，再用清水冲洗干净，即可食用。

食用菌类的安全选购

黑木耳的选购

取少许黑木耳用手捏，如果易碎，放开后，朵片有弹性，且能很快伸展，说明含水量少；如果用手捏有韧性，耳瓣伸展缓慢，感到分量重，说明含水量多。

质量纯净的黑木耳中没有混杂其他杂物。用手研磨后，手指上留下掺杂物的是假木耳。

取少许黑木耳放在嘴里品尝，应口感好，有清香气，口味纯正，无异味。如有涩味，说明用明矾水泡过；有咸味，是用盐水泡过；有甜味，是用糖水泡过；有碱味，是用碱水泡过。掺假的黑木耳不仅会增加分量，而且质量也差，不宜购买。

银耳的选购

有些人在选购银耳时，认为银耳的色泽越洁白品质越好，实际上并非如此。因为经硫磺熏制的银耳，天然的黄色被掩盖，看起来外观饱满充实、色泽特别洁白。这种银耳存放时间稍长，会与空气接触发生氧化还原反应，白色会变成原来的黄色，进而发红。经硫磺熏制的银耳很难泡发充分，难以煮软，口感差。

长期食用硫磺熏制的银耳会导致胃肠道功能紊乱，硫磺对血液细胞具有毒性作用，甚至可以致癌。天然银耳无味道，选购时可取少许试尝，如感到有刺激性味道或有辣味，则说明是用硫磺熏制的。

香菇的选购

香菇分为花菇、冬菇及香信。花菇被誉为“菌中之星”，因顶面有花纹而得名。花菇的顶面呈淡黑色，花纹为白色，菇底呈淡黄色。优质花菇肉厚、细嫩，口味鲜美爽口。冬菇的质量仅次于花菇，顶面呈黑色，菇底为淡黄色，肉厚，味道鲜美。香信肉较薄，与花菇、冬菇相比较质地较粗，一般多作肉类的配菜，美味可口。

认清催熟的西红柿

西瓜的膨大剂、香蕉的催熟剂、果冻的着色剂……一系列的事件让人们无法不关注饮食安全。近来，又爆出了西红柿催熟剂——乙烯利。它对人体有害吗？我们又该如何辨别催熟西红柿呢？

食品鉴别

自然成熟的西红柿，外观圆滑，柿蒂周围呈绿色，手感柔软，不易腐坏。掰开之后，肉红籽黄，沙瓤多汁，口感清甜绵软。而经过化学药物催熟的西红柿，通体全红，异常鲜艳，手感很硬，外观不圆满而出现棱形。掰开后，籽呈绿色或未长籽，瓤内无汁。经乙烯利催熟的西红柿颜色要比自然成熟的颜色浅，外观呈橙红色，自然成熟的西红柿呈大红色。

选购要点

催熟的西红柿果实与自然成熟的果实相比，手感坚硬，口味生涩。与自然成熟的西红柿相比较，口感相差很明显。

适当的催熟果实，使果实成熟期提前，能够提早上市，虽然可以带来很大的经济效益——反季的水果蔬菜价格往往占据优势，却不利于人体健康。应季的果菜是不需要催熟的。催熟的西红柿多为反季节上市，购买时应注意。

健康小贴士

乙烯利是一种化学制剂，主要作用是释放乙烯，乙烯利被植物吸收后可以产生乙烯，而乙烯是诱导植物成熟的一种激素类物质。果实在成熟过程中自身就会产生乙烯利，如再人工添加这种物质，可以诱导果实中产生更多的乙烯，从而使果实在短期内迅速成熟。专家表示，为了保证健康，最好食用自然成熟的水果蔬菜。

豆腐的安全选购

豆腐是我们最爱吃的豆制品，麻婆豆腐、小葱拌豆腐都是家喻户晓的名菜。豆腐的品种五花八门，除了传统的北豆腐、南豆腐外，还有内酯豆腐、木棉豆腐、菜汁豆腐、营养豆腐等新品种，口味独特，营养价值也不尽相同。

品种分类

传统的豆腐制作工艺是将黄豆浸泡于清水，泡涨变软后磨成豆浆，然后用盐卤或石膏“点卤”，使豆浆中分散的蛋白质团粒凝聚而成。

北豆腐又称老豆腐，一般用盐卤点制而成，其特点是硬度较大、韧性强、含水量较低，口感粗，豆香味醇厚。北豆腐蛋白质含量较高，适宜煎、炸、做馅等。北豆腐含有镁、钙等矿物质元素，有助于降低血压，预防心血管疾病。常吃豆腐，可以强健骨骼和牙齿。

南豆腐又称嫩豆腐、软豆腐，一般用石膏点制而成，其特点是质地细嫩，富有弹性，含水量大，味道鲜美。南豆腐含有一定的蛋白质，适宜拌、炒、烩、汆、烧或做羹等。

内酯豆腐不用卤水和石膏点制，而是用葡萄糖酸内酯作凝固剂，添加海藻糖和植物胶物质保持水分和鲜嫩，具有质地细腻、口感水嫩的特点。内酯豆腐并没有传统的豆腐有营养。这是因为大豆含量少，葡萄糖酸内酯凝固剂中不含钙和镁等矿物质元素，营养价值不如传统的老豆腐。

除此之外，市场上还有日本豆腐、杏仁豆腐、奶豆腐、鸡蛋豆腐等“花样豆腐”。这些豆腐的特点是水润白嫩，口感爽滑，但原料中没有大豆，而是用鸡蛋等物制成胶体溶液后凝固制成的。

选购要点

豆腐该如何挑选呢?

第一，优质豆腐的颜色略带微黄，无水纹、无杂质、质地细嫩；内有水纹、有气泡、有细微颗粒、颜色微黄的为劣质豆腐。如果豆腐颜色过白，有可能添加了漂白剂，不宜选购。

第二，优质盒装内酯豆腐在盒内无空隙，表面平整，无气泡，不出水，拿在手里摇晃，无晃动感，开盒可闻到少许豆香气。

第三，豆腐是高蛋白质的食品，很容易腐败，最好到有良好冷藏设备的场所选购。

第四，豆腐买回家后，应立刻浸泡于水中，并放入冰箱冷藏，烹调前取出并在4小时内制作，以保持其新鲜。

豆芽的安全选购

自然培育的豆芽芽身挺直，芽根不软，口感脆嫩，有光泽，芽杆白嫩稍细，无烂根、烂尖等现象。

食品鉴别

有些卖豆芽的商贩为了缩短豆芽的生长期，使其粗壮，往往在生产加工豆芽的过程中使用如尿素、硫酸铵、硝酸铵等化肥。这种含铵类化学物质在细菌的作用下可以转变成亚硝胺。亚硝胺是一种致癌物质。因此，用化肥催生出来的豆芽对人体有害，不宜食用。

选购要点

用化肥浸泡的豆芽色泽灰白，芽杆粗壮，根短、无根或少根，豆粒发蓝；如将豆芽折断，则断面有水分冒出，有的还残留化肥的气味。这种豆芽不能食用。

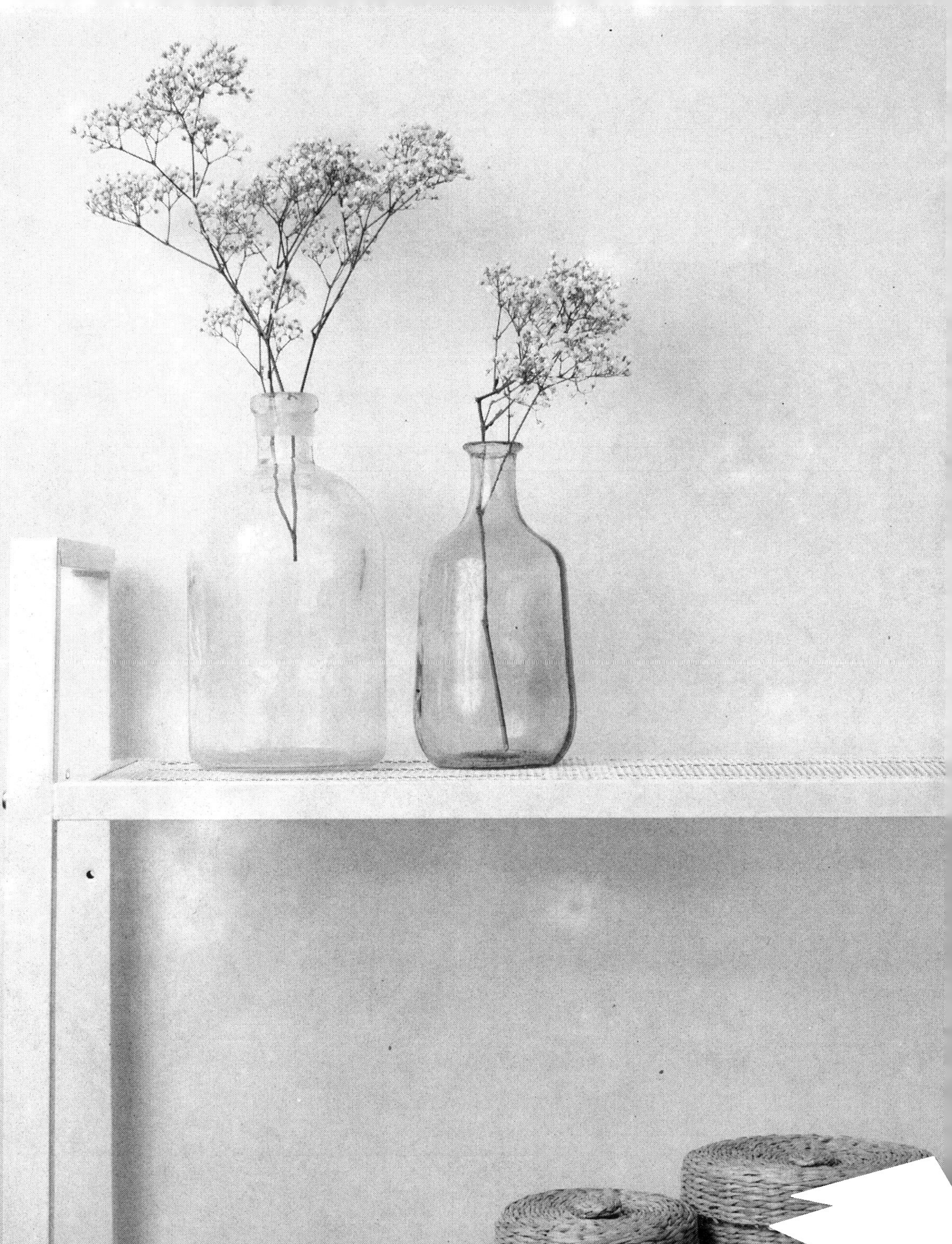

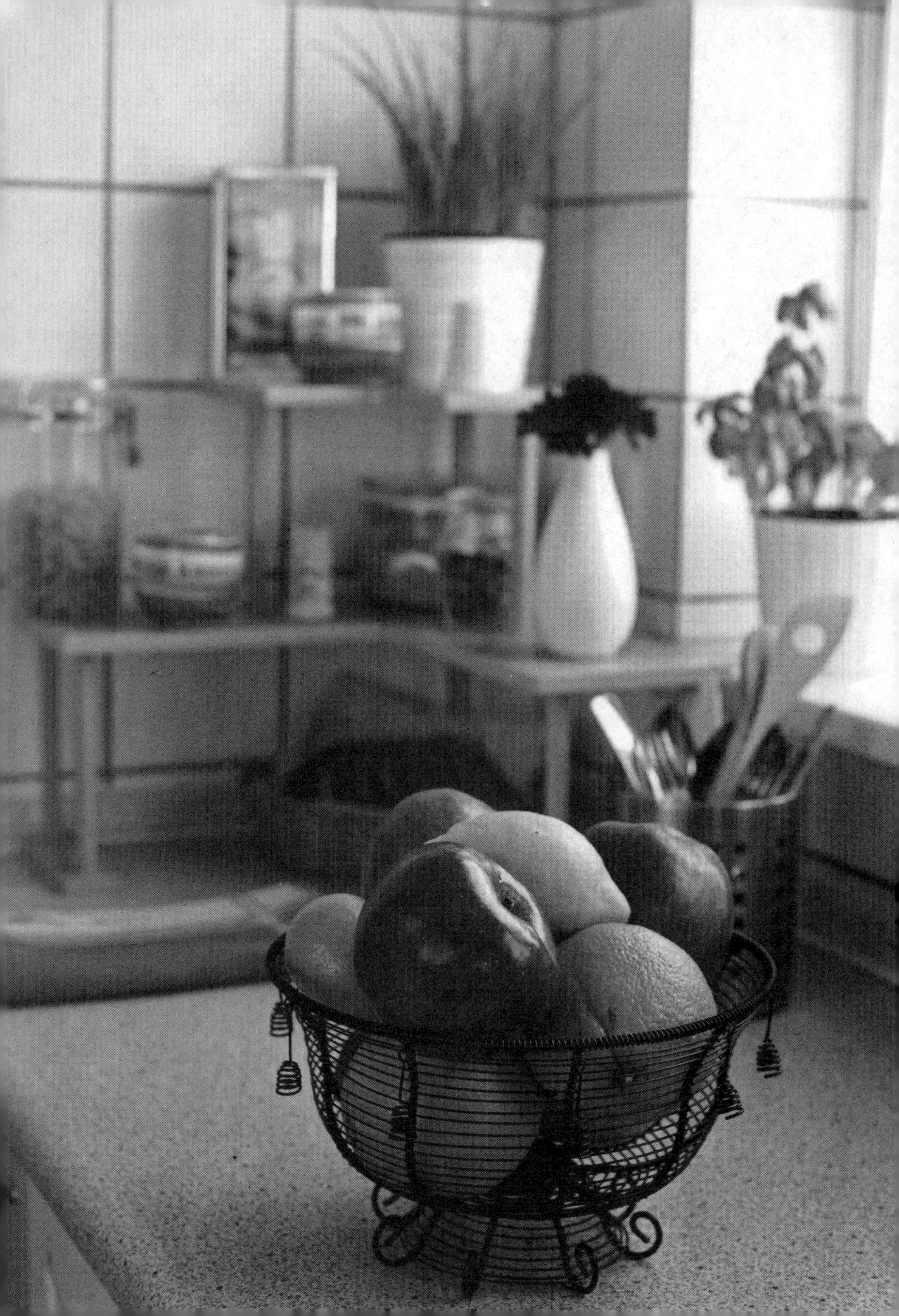

第6章

将有毒的食物拒之门外：水果类

瓜果梨桃，各色的新鲜水果大量上市，谁能拒绝甜美清香的果味？当身体需要大量维生素和矿物质的时候，满足身体需求的方法就是吃水果。

时令水果是首选

选购水果时，可用“一看、二闻、三尝”的方法来辨别水果的质量。

食品鉴别

一看水果的外形、颜色。比如自然成熟的西瓜，由于光照充足，瓜皮花色深亮，条纹清晰，瓜蒂厚实；催熟的瓜皮颜色鲜嫩，条纹浅淡，瓜蒂发青。

二闻是否有天然果香。自然成熟的水果，大多在表皮上能闻到一股果香味；催熟的和不熟的水果没有香味。

三尝味道。尝味道可以辨别水果的味道和成熟度。自然熟透的水果口味甘甜多汁，催熟的水果有异味，不成熟的水果会有酸涩或苦味。

催熟的水果一般分量较重。同一品种大小相同的水果，催熟的水果同自然成熟的水果相比要重许多，比如西瓜。

选购要点

选购水果时，最好选择无公害水果、绿色水果、有机水果，这些水果在生产管理时严格按照相关要求，对农药使用进行了严格控制，含农药较少。

应选购新鲜的与时令相符的水果。经过长期贮存或表面光亮的水果经过保鲜处理，其中加入的保鲜剂是一种水果防腐剂，会残留在水果中，不利于人体健康。所以，吃水果最好选择时令水果，每一阶段都有相应的时令水果上市，这些水果一般比较新鲜。而反季节水果通常都是经过保鲜处理或冷藏时间过长的。

对于离时令期不远的水果则要多注意是否经过催熟，催熟剂一般对身体都有一定危害。用乙烯催熟的水果，果皮颜色非常均匀，用二氧化硫催熟的水果，表皮会残留硫磺气味。

离时令期较远的反季节水果一般都使用促进生长的激素，这类水果通常奇形怪状，购买时要多注意。

健康小贴士

选择时令水果，符合季节与人体代谢之间的平衡。

比如，冬季气候干燥，常常使人感到鼻、咽干燥不适，这时如果能吃些生津止渴、润喉去燥的水果，会使人顿觉清爽舒适，梨和甘蔗就是不错的选择。中医认为，梨有生津止渴、止咳化痰、清热降火、养血生饥、润肺去燥等功效，适宜冬春季节食用。

梨还有降低血压、清热镇静的作用，高血压患者、头晕目眩、心悸耳鸣者，经常吃梨，可减轻症状。梨含有丰富的糖分和维生素，有保肝和帮助消化的作用。但梨性寒，脾胃虚寒、消化不良及产后血虚的人不可多食。

甘蔗有滋补清热的作用，含有丰富的营养成分，对低血糖、大便干结、小便不利、反胃呕吐、虚热咳嗽和高热烦渴等病症有一定的疗效。劳累过度或饥饿头晕的人，只要吃上两节甘蔗就会使精神重新振作起来。甘蔗性寒，脾胃虚寒和胃腹疼痛的人不宜多食。

秋季是大量水果上市的最佳季节，此时的水果已自然成熟，因此秋季可多吃一些水果以补充人体的需要，如苹果、橘子、香蕉、山楂等，都是有益健康的。

如何挑选木瓜

木瓜的营养价值人尽皆知，可如何挑选却有学问。

品种分类

木瓜分有两种类型：一种为青木瓜，另一种为熟木瓜。

青木瓜的特点是表皮为青色，久放不变色，瓤为乳白色，有少量珍珠状白色籽。熟木瓜表皮为青色或橙色，放置室温下青色会转为橙色，并伴有色斑；瓜瓤为橙色，中间有珍珠状黑色籽。优质青木瓜表皮光滑，有青亮光泽，没有色斑。青木瓜主要用来煲肉汤。

熟木瓜可以当作水果直接食用。在选购熟木瓜时，手感轻的果肉较甘甜，手感沉的一般还未完全成熟，口感发苦。优质熟木瓜果皮亮，橙色均匀，没有色斑，果肉结实。挑木瓜的时候轻按表皮，表皮过于松软的不宜购买。

选购要点

一般选木瓜的方法如下：买回的木瓜如果当天食用，就选瓜身全都黄透的，轻轻地按瓜肚，有点发软，就是熟透的。瓜肚大的木瓜肉厚。

还可以看看瓜蒂，如果是刚摘下来的新鲜木瓜，瓜蒂会流出像牛奶一样的汁液。优质木瓜表皮光滑，没有摔、碰的痕迹。

食用指南

木瓜是女性的美容佳品。生一点的木瓜可以切成片或削成丝做凉拌菜，脆嫩爽口。

木瓜中含有的胡萝卜素会因见光分解为黑色素。所以建议**吃完木瓜后4个小时内不宜晒太阳。**

如何挑选优质猕猴桃

猕猴桃是水果中维生素C含量最高的，有“果中之冠”的美誉。猕猴桃性寒，味甘酸，有清热生津、健脾止泻、止渴利尿的功效，一般人都可以食用。

优质的猕猴桃果形规则，多呈椭圆形，表面光滑无皱，果脐小而圆并且向内收缩，果皮呈均匀的黄褐色，富有光泽；果毛细而不易脱落；切开后，果心翠绿，口感酸甜可口。

选购要点

在挑选猕猴桃时，优质猕猴桃应无虫蛀、无破裂、无霉烂、无皱缩、无挤压痕迹。

通常果实越大的猕猴桃，质量越好。

猕猴桃是否成熟在外观和颜色上没有明显的变化，应根据果实的软硬程度和香气判断果实是否成熟可食。成熟的猕猴桃果实质地较软，有香气；若果实质地过硬，味酸而涩，则说明尚未成熟；如用指按压柔软而有弹性，即为成熟；过软的果实容易腐烂，不能购买。

健康小贴士

从外观上可判断猕猴桃有无使用膨大剂：膨大剂使用浓度越大，果身越容易变粗，尖端明显肥大，成直桶形状。然后看果皮是否发绿，颜色是否均匀，如果果色变绿，果皮粗糙，皮孔加深变大，说明使用了膨大剂。所以，在挑选时并非果实的个头越大就越好。

使用过膨大剂的猕猴桃，果肉松软不紧实，切开后颜色淡白，口感不好，味道不甜。并且这种果实不耐储藏。另外，可以通过看果毛粗硬的程度以及果子切开后是否果心粗，果肉熟后发黄，味道变淡等情况来判断猕猴桃的质量。

尚未软熟的猕猴桃可用塑料袋密封，在常温下放置5天左右，一般能自然熟化；暂不食用的猕猴桃，最好用塑料袋包好，保存于冰箱内。

如何选购水蜜桃

水蜜桃营养丰富，肉甜汁多，富含铁质，**经常吃桃可以增加人体血红**

蛋白数量。古人说，常吃桃子能“益颜色”，原因就在于此。水蜜桃全身是宝，桃肉能养血美颜，桃仁具有活血化瘀、平喘止咳的作用，常用于药材的主要成分。需要注意的是，桃仁能活血，经量过多或行经期间不宜食用。桃树上生长的树胶可做药材，具有强壮滋补、调节血糖水平之功效。

品种分类

水蜜桃的品种比较多，上市时间一般在6月中旬至8月下旬。

成熟的水蜜桃果实外观呈尖顶圆形，条纹深而明显，颜色鲜红而漂亮。

有的桃品种果实硕大，外形较圆，果顶有红晕，柔软多汁，口感甘甜。

有的桃品种外观呈圆形，果面有鲜红色条纹，皮薄易剥，柔软多汁。

有的优质水蜜桃个大皮薄，重量可达200克以上，果实内富含糖分，口感非常甘甜。

有的桃品种果实底部为淡黄色，往上逐渐呈现为鲜红色，桃尖鲜艳夺目，非常水灵。这种水蜜桃皮薄肉细，汁多而稠，甘甜如蜜，质量上乘。

选购要点

挑选桃子时，可根据自己的口味选择。优质成熟的水蜜桃略呈球形，表面裹着一层短绒毛，白里透红，无虫蛀、无挤压、无裂痕。水蜜桃皮很薄，果肉丰富，宜于生食，口感滑润。刚成熟的桃子口感脆爽清甜，熟透的桃子柔软多汁。水蜜桃不仅是夏令珍品，而且是馈赠亲友的最佳食品，老少皆宜。

如何选购葡萄

葡萄是水果中含复合铁元素最多的水果，多吃葡萄可补气、养血、强心，贫血人士最适宜食用。葡萄味美可口，营养价值高，具有补虚健胃的功效。

品种分类

市场上常见的葡萄品种有以下几种：

龙眼葡萄是著名的酿酒白葡萄品种，富含糖分。果实呈紫红色，果粒大。龙眼葡萄果皮中厚，表面带灰白粉霜，果肉柔软多汁，口味甜酸清香。

巨峰葡萄是最为百姓熟知的葡萄品种，这种葡萄果大肉厚，酸甜适口。

青提子成熟后呈黄青色，含糖量高，口感好，肉质硬脆，储存性强。

玫瑰香果粒圆小，果皮呈紫黑色，肉脆多汁，富含糖分，带有独特浓郁的玫瑰香味。

选购要点

葡萄的味道、特点主要与产地、品种、成熟度和新鲜度有关，选购时可以从外观、色泽、气味等方面来判断葡萄的优劣。

从外观形态上看，优质葡萄外观新鲜，颜色均匀，果实大小均匀整齐，枝梗新鲜牢固，颗粒饱满，并带有白霜。新鲜的葡萄用手轻轻提起时，颗粒牢固不落籽。如果葡萄脱落得多，则表明不够新鲜。枝梗干枯、有霉锈，果面润湿，果皮呈青棕色或灰黑色，皮皱、脱粒者为劣质葡萄，不宜购买。

从色泽上看，成熟的葡萄颜色较深、较鲜艳。根据品种的不同，可呈现为黑紫色、琥珀色、紫红色、黄白色、翠绿色等。

从气味上看，优质葡萄果汁多而浓，味甜，带有天然果香味道；劣质葡萄果汁少或者汁多但味淡，无果香气，或具有明显的酸味或异味。

选购时，可拿一串葡萄品尝最下面的一颗，以此判断口味的优劣。如果最下面那颗葡萄很甜，就表示整串葡萄都很甜。这是因为，葡萄的品质与成熟度有关，一串葡萄中最下面的一颗由于受光照的影响，成熟度不如上面的葡萄。如果最下面的葡萄已成熟，那么整串葡萄就都已完全成熟。

如何买到鲜荔枝、龙眼

荔枝富含糖分、蛋白质、多种维生素、脂肪、柠檬酸、果胶以及磷、铁等，是对人体有益的水果。荔枝品种丰富，口味各异。

新鲜荔枝色泽鲜艳，体积匀称，皮薄肉厚，质嫩多汁，味甜，富有果香气。挑选时可以先在手里轻捏，鲜荔枝的手感富有弹性。荔枝果实有些发黑颜色的，说明荔枝已经变质，不能食用。

龙眼又叫桂圆，也是人们最为喜爱的水果之一。新鲜的桂圆肉质鲜嫩，饱满多汁，口味清甜，美味可口。鲜龙眼烘成干果后，即成为中药里的桂圆。

荔枝选购要点

挑选荔枝可用“看、触、闻、感”的方法来鉴定是否是新鲜的荔枝。

一看荔枝表面。如果荔枝头部比较尖，表皮上的“钉”比较密集，说明荔枝还不够成熟。荔枝果壳的龟裂片平坦，缝合线明显，这样的荔枝一定甘甜无比。新鲜的荔枝颜色暗红稍带绿，无异味。

二用手触摸。新鲜荔枝的果肉质地硬实而富有弹性，剥开果皮，里面的膜是白色，如果出现黑斑，说明荔枝不新鲜。

三用鼻子闻。新鲜的荔枝有一种清香的味道，腐坏的荔枝则有酸味或异味。

四用舌头尝。新鲜的荔枝吃到嘴里，果肉富有弹性，果汁清香诱人，酸甜可口；不新鲜的荔枝口感不佳，没有甜味，甚至有酸味或苦味。

龙眼的辨别方法

新鲜龙眼的最佳保鲜期究竟有多长？怎样辨别新鲜龙眼？

一看，外壳粗糙、颜色黯淡为新鲜龙眼，外壳发亮、发黄的为不新鲜龙眼；剥开外壳壳内颜色洁白光亮的，为新鲜龙眼，壳内出现红褐色血丝纹的为不新鲜龙眼。

二闻，优质龙眼味道清新，不新鲜的龙眼有腐败酸味或异味。

三刮，用指甲轻刮去果壳或枝干外皮，露出淡绿色内皮的为新鲜果实。

四捏，用手指轻捏果壳，新鲜果实的果壳较硬，外壳绵软如纸的为劣质龙眼。

食用指南

很多人买回龙眼后，往往直接剥了皮吃，认为无需清洗。其实，龙眼多成串采摘，果皮上会沾有许多灰尘细菌。此外，有些种植者为延长其保质期，可能会用一些化学物品来处理水果，因而**龙眼表皮也可能残留硫化物类化学物质。所以，吃龙眼前需在流动水下彻底清洗。**可以整串冲洗，或用剪刀连果蒂一并剪下再洗。

龙眼买回后如不能马上吃完，应洗净装入保鲜袋，放进冰箱冷藏。冷藏保鲜的果实口感和营养成分均不受影响。

龙眼冷藏时要与其他食物分开放置，以防变味。如果没有冷藏条件，可放置于阴凉处，在两三天内吃完。如果发现龙眼颜色变深，且果肉呈深褐色，说明保存时间过长，不能食用。

购买橘子、脐橙防染色

柑橘类水果从外观上即可以辨别。俗话说“高身橙，扁身柑，光身橘”，意思是，**挑选橙子要挑高身的，芦柑要挑果实圆扁的，橘子要挑果皮光亮的。**挑橘子不论品种，果蒂中间的环形圆圈越大，通常味道就会越甜；圆圈越小或成实心点状，一般甜度稍差。皮薄有弹性的早橘，汁多味甜，晚橘则比较粗糙多筋。

选购要点

优质的橘子、橙子手感较沉，果皮润滑光亮，劣质的果实果皮粗糙，像麻子脸，不宜购买。但是如果是冬天的砂糖橘，应选择粗糙果皮的，这种橘子比果皮光滑的要更甜一些。

买橙子的时候，如果果实底部上面带有圆环状，味道甘甜多汁。脐橙的底部是凹下去的，味道也比较甜。

健康小贴士

在选购橘子、脐橙时，还需注意辨别是否经过染色。

染过色的橘子或橙子，果皮表面特别红艳，仔细观察，可发现果皮皮孔内有红色斑点，或者表面上带有红色残留物。用湿巾擦拭橙子，如果湿巾变红，说明橙子可能被染色；没经过染色的橙子，湿巾擦拭后上面带有淡黄色。染色严重的橙子，橙蒂会变成红色；没经过染色的橙子，橙蒂是白绿相间的。染过色的橙子，手感发黏；没经过染色的橙子，手感比较光滑。

谨慎购买打蜡苹果

春节等节假日期间，有不少朋友会选择用水果送礼。然而，外表十分鲜亮的苹果，用开水浸泡准备食用时，会发现水面上浮有薄薄的一层蜡。用指甲在果皮上轻轻一刮，指甲上会留下白色的蜡屑。用手摸一下果皮，手感发黏。

这种上蜡水果往往都是高档水果，价格也比普通水果高一些。一些水果专卖店为了使水果看上去更漂亮、质量更好，同时使保鲜期延长，往往会将苹果等水果打蜡。打蜡后的果实表面光亮滑润，耐储藏，在常规储藏条件下能长久保鲜。在市场上，我们常常可以看到，不仅进口水果表面会打蜡，国产优质水果也纷纷打蜡。外观暗红油亮的蛇果，用指甲轻刮果皮，就会呈现出白色的蜡屑。

上蜡水果能吃吗

上蜡的水果是否会影响其品质或影响身体健康呢？给水果上的蜡，究竟是一种什么物质？据有关食品卫生专家介绍，给水果上蜡这种保鲜法目前在国际上是允许的。上蜡的过程通常在果实出产的时候就已进行，在水果产地，当果子被采摘后，就会一边上蜡一边装箱。给水果上的蜡，是一种食用蜡，因此并不妨碍人体健康。但因食用蜡价格昂贵，使用成本增加，所以有的商贩会使用工业蜡代替食用蜡涂抹在果皮表面上。因为工业蜡内含有汞、铅等，会通过果皮渗透进果肉，人体吸收过量会有损健康。

选购要点

食用工业蜡涂抹的水果会影响人的健康。因此，在购买水果时，不要只看外表光鲜，还要从气味、颜色等方面辨别。最好购买果皮看上去不十分光鲜的，虽然苹果皮中的蜡本身对身体无害，但可能含有农药残留物等有害物质。

食用指南

如果购买到涂蜡水果，可以使用果蔬洗涤剂清洗，再用清水冲洗干净即可；也可把水果放进温度适中的热水里，使蜡遇热融化，但水温不宜太高。水果不宜长时间浸泡在水中，因为会导致农药残留物、微生物细菌等有害物质被溶解，并进一步渗入果肉，不利于身体健康。

柿子的选购

柿子的选购应了解不同品种的具体特点。

品种分类

柿子是老少皆宜的水果，外形饱满圆润，颜色橙红，果皮表面带有少量的果粉，十分诱人。熟透的柿子手感柔软光滑，口感细腻，汁多味甜；柿子呈扁圆形，体积有大的也有小的；果实上部凹陷，底部扁平，果肉呈橙黄色，无核。未成熟的柿子则口感酸涩，果皮较硬。

柿子因果实体积较大，外观呈扁圆形，蒂部有盘座，形状如盖，所以又称盖柿。柿子果实中间有一道深的纹线，就像两个柿子上下摞在一起。

一般来说，柿子分为软柿和硬柿两种。二者不仅软硬程度不同，外观与口味也不同。软柿表皮呈橙红色，软而甜；硬柿表皮呈青色，偏硬而不脆，甜度也稍差。

选购要点

选购时，优质的柿子大小匀称，果实饱满，果色鲜艳，果皮上无斑点、无伤烂、无裂痕。硬柿子手感硬实，软柿子柔软程度较均匀，有硬有软的柿子则不宜购买。

同时，还可以根据自己喜爱以及食用和保存时间来选择。如果买了柿子准备放一段时间再吃，可选购生柿，放通风阴凉处可存放较长时间；如果想现买现吃，可买熟透的软柿，软柿子口感不酸涩，皮薄汁多，味道甘甜如蜜。软柿不便携带和贮存，应在短期内食用完。

食用指南

柿子甘甜可口，但要注意，不要在空腹或吃红薯后吃柿子，否则容易形成胃柿结石症，轻者恶心、呕吐，重者会引起胃出血甚至胃穿孔。

热带水果的安全选购

芒果的选购

芒果不仅好吃且营养丰富，被誉为“热带果王”。优质芒果口味甘甜，劣质或不成熟的芒果则又酸又涩。

芒果种类繁多，市场上常见到的芒果有以下几种：重约100克的青芒果，呈扁圆形的台龙芒；重约500克的象牙芒；重约50克的腰芒；重约500克的红皮芒等。其中品质最好的有台龙芒和腰芒，这种芒果纤维较多，口感酸甜。未完全成熟的芒果果皮发绿，购买芒果时，最好选果皮细腻且颜色深的，这样的芒果是新鲜熟透的。果皮有少许皱褶的芒果口味会更甜。

芒果是一种温性水果，性平味甘，大多数人都可食用，但是体质湿热的人不适宜吃。此外，因为芒果富含蛋白，每天吃芒果最好不要超过200克。

红提的选购

同葡萄的褐红色不同，红提呈深红色。优质红提颗粒大小均匀，形状饱满，整挂无散粒，手感较硬，口感脆甜多汁。吃葡萄时，葡萄皮和果肉易分离；而红提皮比较薄，皮和肉很难分开。红提的存放时间较长，通常条件下能保存15天左右。

美国杂橙的选购

美国杂橙果实体积硕大，表皮粗糙，不如脐橙光滑，口感水分充足、脆甜，纤维质比脐橙稍粗。通常条件下，能保存一个月左右。

美国西柚的选购

西柚的营养成分较高，富含宝贵的天然维生素P和维生素C以及可溶性纤维素，却含有较少的糖分。维生素P可以增强皮肤的弹性和细致毛孔的作用，有保健和美容之功效。维生素C可参与人体胶原蛋白的合成，提高人体的免疫力，有助于肌体解毒。

目前，西柚品种繁多，常见的有无核葡萄柚，果肉为白色；有果形较大，果皮较厚，种子较多，果肉略带苦味的邓肯葡萄柚；还有果肉为红色的红心西柚。此外，还有一些品种的果肉为淡黄色或粉红色或近无色透明。优质成熟的西柚果皮呈黄色，果肉呈淡红色或白色，重量相当，果身光泽均匀，皮薄而柔软，口感细腻甘甜。如果皮质粗硬，味道和水分不足，则为劣质西柚。

蛇果的选购

蛇果呈红色，外观为长形，通常条件下能保存40天左右。

奇异果的选购

优质的奇异果大小均匀，表皮黄中泛青，口感略带酸甜。奇异果与猕猴桃最大的区别在于，奇异果适宜硬时吃，且味道最佳，而猕猴桃必须熟透了才好吃。

水晶梨的选购

优质水晶梨体积较大，手感沉实，果皮呈深黄色。水晶梨的独特之处在于，它的外形不像鸭梨那样呈现上小下大的梨形，而像苹果一样呈圆形，口感脆爽清甜。通常条件下，水晶梨能保存30天左右。

购买水晶梨时，可从水果商标上进行区分：很多进口水果拥有自己的品牌，标签标注的是品牌名而不是产地名。另外，真标签通常是纯英文文字，而假标签多是拼音加英文，容易从水果包装上撕下。

山竹的选购

购买山竹时，要选蒂绿、果软、颜色不宜过深的，这样的为新鲜山竹，否则会买到“死竹”。山竹要剥壳食用，注意不要将紫色汁液染在果肉瓣上，否则会影响口味。山竹富含纤维素，食用后会在肠胃中吸水膨胀，因此不宜过量食用，否则会引起便秘。山竹含糖量较高，肥胖者宜少吃，糖尿病者应忌食；山竹含较高钾质，肾病及心脏病人应少吃。**山竹性寒，体质虚寒者不宜多吃，更切勿和西瓜、豆浆、啤酒、白菜、芥菜、苦瓜等寒凉食物同吃。**

杨桃的选购

杨桃根据口味的不同可分为甜杨桃和酸杨桃两种。甜杨桃可鲜食，也可制成蜜饯、果脯或果冻类食物；酸杨桃多加工成干果或做菜用。平常我们经常食用的大多都是甜杨桃。杨桃富含糖、纤维质及酸素，有解内脏积热、清燥润肠之功效，用它来做甜品有益于女性护肤养颜。将杨桃洗净后，横切成一片片的五角星状，连皮吃即可。杨桃果实中间有籽粒，可以不吃。选购杨桃时，优质杨桃果实大，棱片肥厚，有重量感，色泽深且具有光泽，有果香气。成熟的杨桃皮薄而透明，呈翠绿鹅黄色。如果外皮带有斑点或部分变棕黑色的，不宜购买。

番石榴的选购

番石榴营养丰富，维生素C含量高，具有治疗糖尿病及降血糖的药效，叶片可治腹泻。果实除鲜食外，可加工成果汁、果粉、果酱、浓缩浆、果冻等。番石榴是肥胖症及肠胃不佳的患者最为理想的食用水果。番石榴性温，味甘、涩、酸，具有收敛止泻、止血、止痒的功效，儿童及有便秘习惯或有内热的人不宜多吃。

进口水果的安全选购

市场上的洋水果有百余种，比较常见的有红提、蛇果、布朗、水晶梨、奇异果等。

食品鉴别

识别进口水果的方法主要有两种：一种是凭经验看外形，进口水果大小匀称，色泽光润，包装精致严密，储藏条件较好；另一种识别方法是看标签，正宗进口水果为中英文标签。走私水果的标签为全英文，中文加拼音的标签文字，则说明是国产水果。

目前，我国对进口水果尚未实施强制性标签审核制度，没有严格规定进口水果必须贴标签。另外，随着我国在水果栽培等方面的技术水平不断提高，一些国内品种的水果在外观上已经与进口水果无明显差异，所以是否是正宗进口水果，仅凭外形很难识别。

识别进口水果的最佳方法是查看经营者或进口商有无检验检疫机构签发的《入境货物检验检疫证明》。**我国在允许外来水果进入中国前，检验检疫机构要对进口水果进行严格的检疫监管。只有检验检疫合格的水果，并带有检验检疫证明，才是有质量保障的进口水果。**否则是未经检疫、无安全保障的走私水果或冒牌进口水果。

采购要点

由于进口水果外表美观、包装精致、名称独特，深受人们的青睐。因此一些商贩便乘机将国产水果进行分级挑选，再贴上标签，如将国产香蕉贴上标签，冒充巴拿马进口蕉。所以，进口水果最好到可信度较高、信誉好、质量有保证的水果店购买。

水果罐头的安全选购

水果罐头是以新鲜水果为主要原料，经过加工处理，装入镀锡薄板罐、玻璃罐或耐高温蒸煮袋等容器，采用密封高温杀菌等工序，达到商业无菌，从而延长食品保质期的一种保鲜食品。

水果罐头在生产加工中没有破坏水果的组织结构，更好地保存了水果的外观及营养成分，加上口味甜美，便于携带等优点，因此受到很多人的喜爱。

采购要点

购买水果罐头时，首先应观察外包装是否整洁干净，字迹印刷是否清晰；其次应确定该产品是否在保质期内，食品标签中是否标注有企业的名称、厂址、配料表、净含量、固形物含量、标准号、质量等级等信息。

对以玻璃瓶包装的水果罐头，可观察水果是否完整，有无异物。水果颜色不应发生褐变，糖水清亮透明，无混浊现象。

选择金属罐包装的水果罐头时，不要购买金属罐的外壁或罐盖有锈的产品。

当水果罐头被微生物污染，失去食用价值时，经常会产生“胖听”现象，即通过肉眼观察产品的外包装物体积增大。金属罐包装的罐头在运输过程中，因受物体碰撞，常出现外壁内陷现象，空气极易进入，致使罐头里的果肉酸败变质。这种水果罐头不要购买。

食用指南

在购买水果罐头时，还应区分糖水罐头和糖浆罐头。糖水类罐头的糖水浓度一般在15%左右，适合直接食用。而糖浆类罐头的糖水浓度一般在65%以上，适用于食品加工。所以，在购买时要看清食品标签上糖水的浓度含量，加以区分再购买。

水果罐头因为水分和糖分含量都很高，开盖后很容易造成微生物的大量繁殖，引起酸败。所以，已打开的水果罐头应尽快食用。

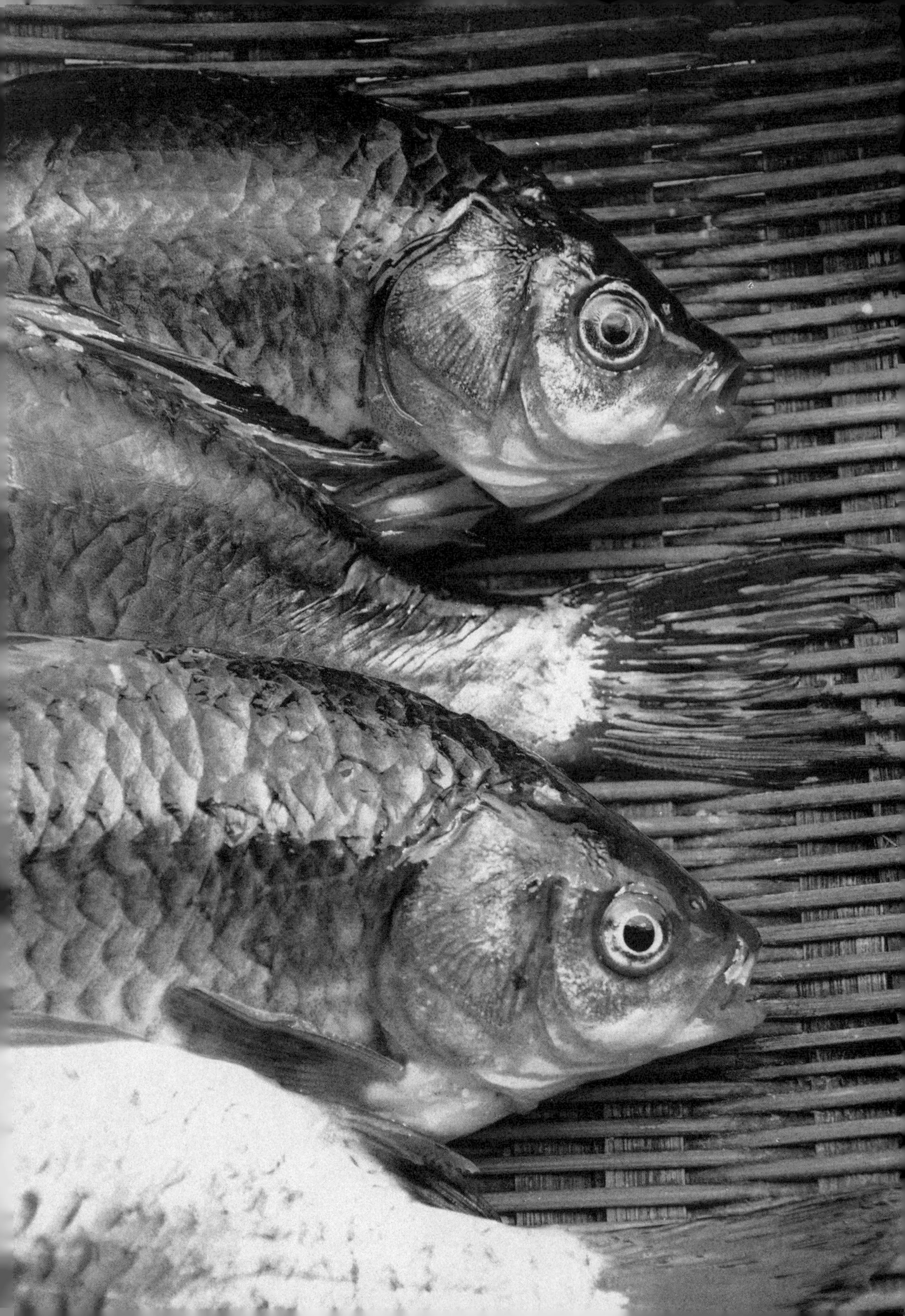

第7章

将有毒的食物拒之门外：水产类

人们热衷于吃海鲜，关键吃的是一个“鲜”。而各种水产品不仅能带来鲜美的滋味，而且富含易于人体吸收和消化的蛋白质，是人类的优质蛋白食物。

如何鉴别水产品的新鲜度

新鲜鱼类的选购

新鲜优质的鲜鱼眼睛光亮透明，眼球突起；腮盖紧闭，腮片呈粉红色或红色，无黏液和污物，无异味；鱼鳞光亮整洁，不掉鳞片；鱼体挺而直，鱼肚充实，不膨胀，肉质坚实有弹性。不新鲜的鱼鱼眼浑浊，眼球下陷；有掉鳞片的现象；鱼鳃色暗污秽；鱼体松软，肉骨分离，鱼刺外露，有异味；肌肉弹性差或没有弹性，腹部膨胀。

新鲜虾类的选购

新鲜优质的虾，头、体紧密相连，外壳与虾肉紧贴成一体，用手按虾体时感到硬而有弹性，虾体两侧与腹面呈白色，背面呈青色，有光泽；不新鲜的虾，头、体连接松懈，壳肉分离，虾体软而失去弹性，体色变黄，失去光泽，有时虾身节会出现黑箍，不影响食用；严重受污染的虾，会出现掉头、体软、外壳脱落、体色黑紫等现象，这是因为在不洁环境下长时间存放所致。被污染的虾有可能感染致病菌等微生物，不能购买和食用。

新鲜蟹类的选购

优质新鲜的大闸蟹背面呈青色，白腹并有光泽，蟹腿、蟹螯挺实而硬，与身体连接牢固，手感沉实；劣质蟹背面为青灰色，腹面为灰色，手感轻，按头胸甲两侧不紧实，蟹腿、蟹螯松懈，一碰会脱落；严重变质的蟹，背面发白或微黄，腹面发黑，头胸甲两侧软而空，蟹腿、蟹螯自行脱落，不能购买。

新鲜贝类的选购

优质贝类的存放环境应在清澈无污染的清水中，贝壳富有光泽，肉质坚实有弹性，按之不会深陷。表面无黏液表示新鲜度较高。新鲜贝类具有一般海鲜特有的鲜味，如有腥臭与腐败味，则表明贝壳已变质，不要购买。选购贝类食物，如鲍鱼、蛤蜊等，应购买活的，死掉的和冷冻的贝类都不宜购买。

怎样鉴别甲醛泡发的水产品

甲醛是人体健康的隐形杀手，由于潜伏在水产品中，浓度低，不易造成急性损害，但却会产生潜在性的毒副作用。

健康小贴士

甲醛主要用作防腐与消毒，是一种常见的化学用品。甲醛具有急性毒副作用，会刺激呼吸道，损伤消化道黏膜，被甲醛所刺激和腐蚀后，会出现鼻塞、喉痒，口、咽、食道、胃部有烧灼感等症状，严重的则恶心、呕吐，甚至引起肺部炎症、胃肠道穿孔、肾炎，损害肝肾功能和中枢神经系统。此外，甲醛过量使用，会对皮肤造成一定的损害，出现皮肤瘙痒、皮疹等症状。如今，甲醛已被列入可疑致癌物的名单，世界食品管理法禁止将甲醛用于食品加工。

一些水产品经过甲醛处理，会变得体积增大、重量增加，并且不易腐烂，保存期延长。

食品鉴别

如何判断水产品是否经过甲醛处理？

一般来说，使用甲醛溶液泡发过的鱿鱼、虾仁，外观鲜亮整洁，但色泽偏红，而且带有刺激性的异味。用甲醛浸泡过的海参，手感较硬，质地较脆，手捏易碎。含有甲醛泡发的水产品口感生涩，缺少天然的海鲜味。如果在鱿鱼、海参、虾仁等海鲜中加入少量甲醛，烹饪熟后是很难辨别的。

专业的鉴别甲醛的方法是化学法：将品红亚硫酸溶液滴入水发食品的溶液中，如果溶液呈现蓝紫色，即说明浸泡液中含有甲醛。

鲜鱼的安全选购

鱼肉味道鲜美，不论是食肉还是作汤，都清鲜可口，是人们日常饮食中比较喜爱的食物。鱼类种类繁多，大体上分为海水鱼和淡水鱼两大类。不论是海水鱼还是淡水鱼，其所含的营养成分大致是相同的，所不同的只是营养含量。

营养功效

鱼肉营养价值极高。经研究发现，鱼肉富叶酸、维生素B_2、维生素B_{12}等维生素，对各种水肿、浮肿、腹胀、少尿、黄疸、乳汁不通等症具有一定疗效。鱼肉富含镁，能够有助于保护心血管系统的健康，有利于预防高血压、心肌梗死等心血管疾病。鱼肉中富含维生素A、铁、钙、磷等，常吃鱼有养肝补血、泽肤养发的功效。鱼肉含有的大量的蛋白质，其中所含人体必需氨基酸的量和比值是最适合人体需要的，因此鱼肉与其他动物性肉类相比最容易被人体消化和吸收。鱼肉的脂肪含量较低，且多为不饱和脂肪酸，具有降低胆固醇的作用。

鱼肉肉质鲜嫩，口味鲜美，老少皆宜。**经常吃鱼，会身强体壮，延年益寿。儿童经常吃鱼，有助于身体发育，健脑益智。**

食品鉴别

含有各种化学毒物的工业废水大量排入江河湖海，使生活在这些水域里的鱼类发生中毒或变成畸形，人吃了这些带毒的鱼，也就有可能中毒甚至癌变。

受污染严重的鱼，形体呈畸形，皮膜发黄，尾部发青。带毒的鱼眼睛浑浊，失去正常光泽，有的甚至向外凸出。鳃是鱼的呼吸器官，有毒的鱼的鱼鳃较粗糙，呈暗红色。

新鲜无污染的鱼具有正常的鱼腥味，而被污染的鱼则气味异常，根据毒物的不同而呈大蒜味、氨味、煤油味等。变质水产品及其制品是禁止食用的，也禁止作为食品加工原料。

另外，经研究发现，鲨鱼、箭鱼、旗鱼、枪鱼、罗非鱼、方头鱼以及鲶鱼等，这些鱼除了体型相对较大以外，生命周期也更长，其体内汞含量比其他鱼偏高。所以，儿童不宜吃大型掠食性鱼类和制品。

冻鱼的选购

冻鱼质量的优劣不如鲜鱼容易识别。对化冻的鱼可先按识别鲜鱼的方法挑选。优质新鲜的冻鱼眼球凸起，黑白分明，洁净无污物；如果眼球下陷呈灰白色，说明是不新鲜的。优质冻鱼鱼体冰冻结实，色泽发亮，洁白无污物，肛门紧缩；如果鱼体发胀，颜色灰暗或泛黄，无光泽，有污物，肛门突起，说明为劣质冻鱼。用刀切开鱼体，优质冻鱼肉刺完好，脊骨处无红线，胆囊完整无破裂。

食用指南

有人喜欢烧鱼时把姜与鱼一起下锅，认为这样可去除鱼腥。其实不然，过早放姜不能起到去除鱼腥味的作用。这是因为早放姜使得鱼体浸出液中的蛋白质会阻碍生姜的去腥效果。正确的去除鱼腥味的方法是，先将鱼在锅里煮一会儿，待蛋白质凝固后再放姜，或在烧鱼汤的时候加入适量的牛奶、米醋或料酒，可达到去腥的效果。

如果是食用长时间存放在冰箱里的鱼，适当地在汤中放些鲜奶，可使鱼肉和鱼汤味道更加鲜美。鱼在解冻时可在水中放少许盐，这样可以促进冻鱼肉中的蛋白质凝固，防止营养流失。

清蒸鱼是一道美味无比的家常菜。如何做出一道色香味俱佳的清蒸鱼，可以先将锅内水烧开，然后将鱼放在盘中隔水蒸，切忌用冷水蒸。这是因为鱼在突遇高温时，外部组织会凝固，使内部鲜汁更完整地保留。蒸前最好在鱼身上涂抹一些鸡油或猪油，可使鱼肉更加滑嫩。做清蒸鱼时，最好保持鱼体的完整，这样可以最大限度地保留鱼肉的营养。**吃鱼前后忌喝茶，忌与猪肝同食，忌与西红柿同食。**

螃蟹的安全选购

我国蟹的种类可达600多种，如梭子蟹、青蟹、蛙蟹、关公蟹等。因分布的地理位置不同，可以将蟹分成不同的等级：一等是湖蟹，如阳澄湖大闸蟹、嘉兴湖蟹；二等是江蟹，如九江蟹、芜湖蟹；三等是河蟹；四等是溪蟹；五等是沟蟹；六等是海蟹。

优质大闸蟹的特点可以概括为青壳、白肚、金爪、黄毛。即蟹壳呈青色，平滑有光泽，无斑点；蟹腹部的甲壳洁白晶莹，非常光滑；蟹脚最前端的尖呈金黄色；蟹螯上的毛根竖挺、颜色呈黄色。

选购要点

蟹肉味道鲜美，营养丰富，是人们喜爱的海鲜食品。然而，在选择和购买蟹时，有很多讲究。

一看蟹壳。优质蟹壳背呈黑绿色，带有光泽，蟹肉厚实；劣质蟹壳背呈黄色，蟹肉瘦弱。

二看肚脐。优质蟹肚脐凸出，肥膏脂满；劣质蟹肚脐内凹，膏脂不足。

三看螯脚。优质蟹的蟹螯和蟹脚上绒毛丛生，膘足体健；螯脚无绒毛，体软无膘，为劣质蟹。

四看活力程度。将河蟹腹部朝天仰放，能迅速翻身并且快速爬行的，则为新鲜蟹；不能翻身爬行的，则活力差，表示不够新鲜。

五看雄雌。农历九月前后，雌蟹性腺成熟，蟹肉丰满；农历十月之后，雄蟹性腺成熟，蟹肉丰满。

健康小贴士

购买蟹时一定要挑选活螃蟹，死螃蟹不能购买和食用。螃蟹喜食动物尸体和腐烂食物，它们的胃肠里常有致病细菌和有毒杂物。一旦死后，这些病菌便大量繁殖。另外，蟹体内含有较多的组氨酸，螃蟹死的时间越长，体内积累的组氨酸越多。组氨酸是一种有毒物质，在人体内积蓄到一定程度会引起中毒。

识别鲜虾仁质量

虾仁是菜肴制作的常用主料或配料，也可多用于做馅料。虾仁富含蛋白质和钙，营养丰富。常吃虾仁，可以补钙强身。

优质虾仁外观新鲜、无毒、无污染、无腐烂变质、无杂质。一般不宜购买冷冻后的虾仁，因为冷冻虾仁缩水严重，口味也不好。在冷冻条件下也很难识别质量的优劣。那些看上去鲜艳硕大的冻虾仁，很可能是经过使用福尔马林防腐物保鲜的，再经过工业火碱的浸泡，体积膨胀吸水，而经过烹饪之后，体积就会收缩。

用甲醛着色后的虾体会变得色泽鲜艳，也不宜购买。

选购要点

挑选优质虾仁，应到正规的大型超市或商场购买。新鲜和质量上乘的冻虾仁应是无色透明，手感饱满并富有弹性，对于个大、色红的虾仁应谨慎购买。

冻虾仁的保质期一般为6个月，购买时尽量选购近期生产的产品。因为产品水分、蛋白质含量较高。虾仁保存不当，很容易变质。选购虾仁时，产品包装上的标签标识应齐全，注意检查是否带有QS标志。

选购时，应注意冻虾仁的外包冰衣表面完整清洁，无溶解现象。优质虾仁肉质清洁完整，呈淡青色或乳白色，且无异味；劣质虾仁肉体不整洁，组织松软，色泽变红并有酸臭气味。

健康小贴士

解冻方法是否科学，将直接影响虾仁的新鲜度。在日常生活中，人们为快速解冻，有的用热水泡，有的是放在自来水龙头下快速冲洗。这种解冻效果都不理想。正确的方法是在常温下慢慢解冻虾仁，或者放在慢慢流动的自来水中解冻。如果时间紧，可以用微波炉解冻，效果也不错。

虾皮的选购

虾皮虽然不是主菜，但平时做汤、拌凉菜、蒸鸡蛋、包饺子均可加入调味，味道鲜美，经济实惠。家常菜中的虾皮豆腐、虾皮韭菜、虾皮小葱、虾皮萝卜汤等均为美味佳肴。

营养功效

虾皮是由毛虾加工制成，富含碘以及铁、钙、磷等矿物质，每100克虾皮，钙和磷的含量为20000毫克和1005毫克。所以，虾皮有“钙库”之称，多吃虾皮可以补钙。虾皮富含镁元素，能很好地保护心血管系统，可减少血液中的胆固醇含量，预防动脉硬化、高血压及心肌梗死；虾皮还有镇定作用，常用来治疗神经衰弱、植物神经功能紊乱等症。老年人常食虾皮，可预防自身因缺钙所致的骨质疏松症，对提高食欲和增强体质也有很多好处。

采购要点

市场上出售的虾皮有两种，一种是生晒虾皮，这种虾皮无盐分，鲜味浓，口感好，不易发潮霉变，可长期存放。购买时，优质虾皮色泽洁白明亮，有透明感，劣质虾皮色泽深黄，个体软碎，不均匀整齐，无光泽，不宜购买和食用。另一种是熟煮虾皮。这种虾皮色泽淡红、有光泽，质地软硬适中，鲜味浓郁。

优质虾皮从外观上看，个体呈片状，弯钩型，甲壳透明，颜色呈红白或微黄，肉丰满。用手紧握一把松开后，虾皮散开，干燥适度；如果虾皮成团、碎末多或发黏，则为劣质或变质虾皮。

海虾和河虾的鉴别

海虾以白虾为主要品种，河虾以沼虾为主要品种，二者外形相似，但在口味和质感上有明显的差别，市场价格也相差较大。

白虾的鉴别

白虾全身呈白色透明状，覆盖硬而薄的甲壳，腹部的第二节甲壳覆盖在第一节腹甲的外面；有两条较短的细须，有的身体微有蓝色或红色斑点；虾身侧扁，壳脊有棱边。

沼虾的鉴别

沼虾又名青虾、柴虾，虾体呈青绿色，带有棕色斑纹；虾身呈圆柱形，壳脊圆润。沼虾全身带有软而薄的甲壳，步足前端有钳状螯，第二对步足粗大，其长度超过体长的2倍以上，强壮有力，可用来攻击和防御敌害。沼虾头胸部比白虾更加宽大和丰满肥腴。沼虾虾肉呈半透明玉色，口感滑爽肥嫩，富于弹性。

贝类的安全选购

贝类是海鲜产品中最为常见的一种，数量庞大，种类繁多。常见的有扇贝、螺、牡蛎、文蛤、蚬、蚶、蛏、蚌等。

采购要点

贝类与鱼类、虾蟹类、章鱼、鱿鱼等头足类都属于水中生物，具有特殊的身体组织结构，与陆地上的动物身体组织结构相比，具有细致且脆弱的特点。这些生物很容易受到外界环境因素的影响而造成躯体受伤或被污染。在储运或保存过程中，很容易被水中或空气中的细菌或微生物所感染。由于海鲜类动物体表会分泌某种黏液，更加助长了细菌的繁殖速度，所以购买和食用海鲜类食物，首先要把好质量关。凡是变质、腐坏、变味的产品都不宜购买和食用。腐坏不新鲜的海鲜食品，在烹煮过程稍不小心或烹煮不完全，轻者会引起上吐下泻等食物中毒症状，重者甚至还会引起生命危险。

购买贝类海产品时，先留意海鲜产品储存的空间、场所、容器以及养水环境，保证养殖环境的清洁卫生。其次，看贝类海鲜的新鲜度。挑选时，外观新鲜、没有异味、外壳完整的，为新鲜贝类。选购贝类海鲜，应选择活的。活的贝类在水里时，体内一部分会露在壳的外面，触摸时会闭紧贝壳，将肉缩回体内。活动力强的贝类说明是新鲜的，反之则不要购买。

食用指南

贝类体内多含有泥沙，处理不当或清洁不彻底容易使人感染病菌。所以，在烹调贝类海鲜时，应彻底清洁干净，去净泥沙，彻底煮透，才可食用。贝类海鲜切勿生吃。泥蚝类海鲜要想确保进食安全，可在沸水中烹煮最少3分钟，以杀灭体内的细菌和微生物。

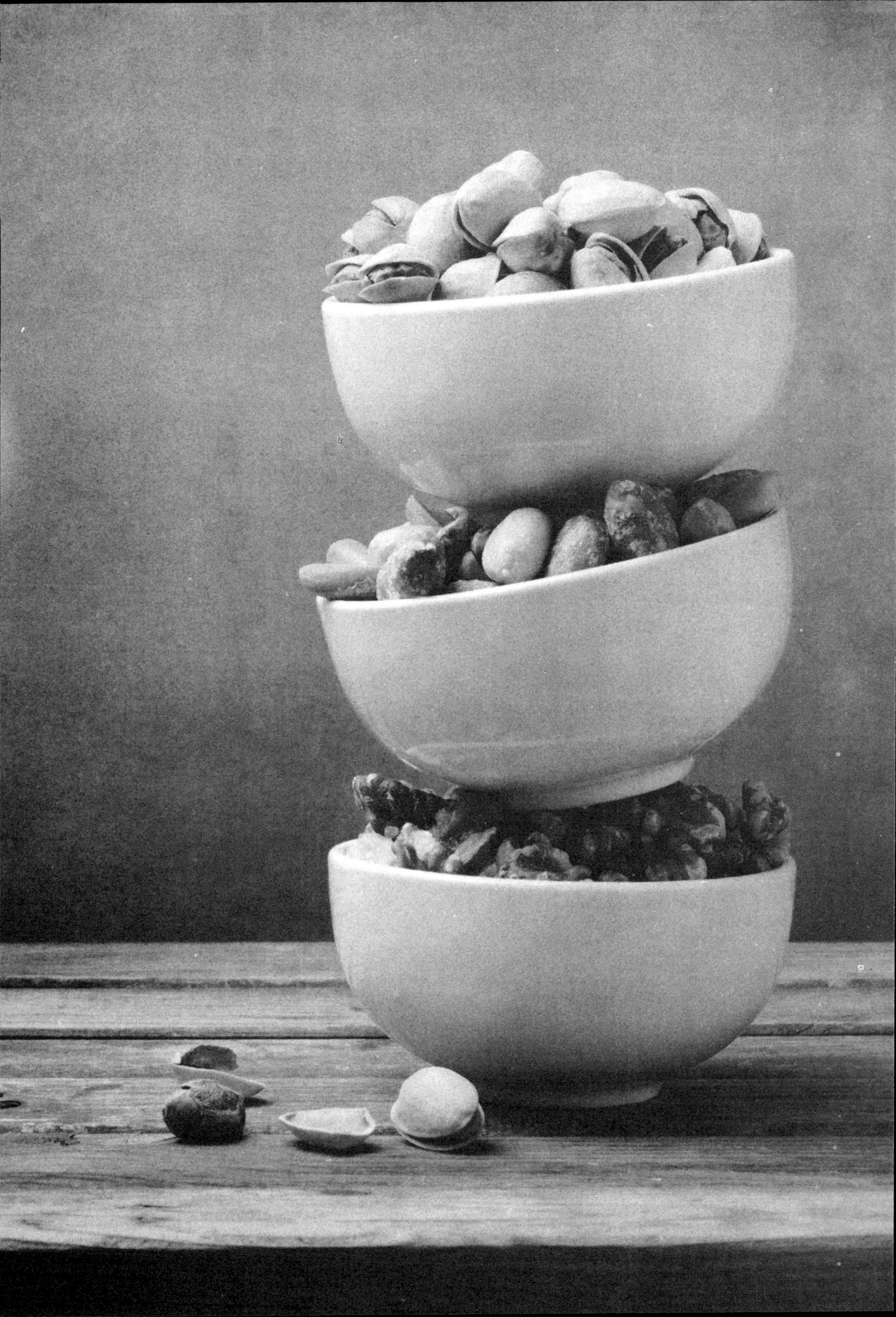

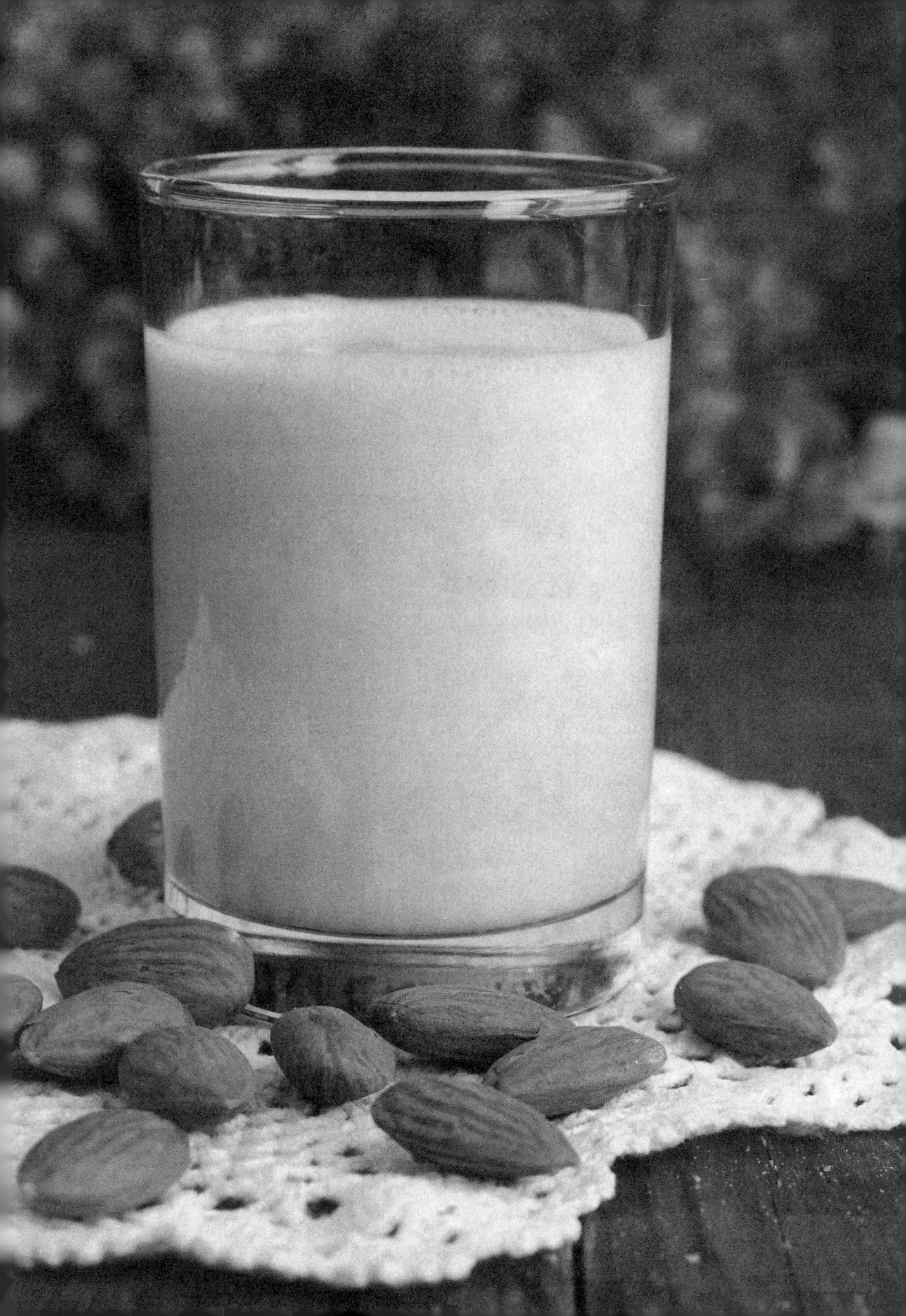

第8章

将有毒的食物拒之门外：牛奶类

优质的乳制品是钙的最佳来源。牛奶以及奶制品中含有优质蛋白质、人体必需的微量元素和氨基酸，其营养价值是其他食品无法比拟的。面对市场上众多的鲜牛奶、风味乳、配方奶粉、酸牛奶，该选哪一款?

鲜牛奶的安全选购

牛奶是我们生活中的必需品，尤其是老人和儿童，常喝牛奶，可以强健身体、补钙益智，增强人体的免疫力。鲜牛奶具有芳香浓郁的奶香味道，是日常早餐、晚餐不可或缺的营养食品。牛奶中富含多种人体必需的营养素，具有补充能量和体力、助眠安神之功效。女性多喝牛奶，可美容养颜，对保养皮肤很有好处。

品种分类

在牛奶加工过程中，以137℃高温瞬间消毒杀菌制作的牛奶，称为常温奶。

国际上采用由60℃～85℃缓慢加热杀菌的方法，这样生产出来的奶称为巴氏奶。

日常选购奶类食品时，可以直接去买冷藏柜上摆放的巴氏奶。巴氏奶需要低温保存，俗称低温奶，是鲜奶在80℃下短时杀菌灌装成的。这种牛奶最新鲜，营养价值最接近鲜奶，口感也最好。巴氏奶的缺点是保质期短，一般能放2～3天，最长的保质期也不超过一周。

经过高温灭菌处理的牛奶称为灭菌奶和超高温灭菌奶，营养含量不如巴氏奶，但常温可以存放4个月左右。

食品鉴别

根据牛奶种类的不同，其包装也不同。根据个人的喜好和需要，可以买不同包装的奶。如巴氏奶通常为“屋顶盒”包装，外形像小房子，一般保质期为7天左右。也有用袋装的巴氏奶，保存期为2～3天。超高温灭菌奶大多采用利乐枕包装，保存期为4～6个月。瓶装奶的保存期最长，可存放1年。在买巴氏奶的时候，最好选择屋顶盒包装。如果要买灭菌奶，最好选利乐枕包装的，尽量不买塑料瓶装的牛奶。

选购要点

包装标签是选购奶食品的重要依据。首先要看看标签上的蛋白质含量——每100克牛奶中蛋白质≥2.9克是纯牛奶。蛋白质含量越高，牛奶的品质越好。血脂高和需要减肥的人可以选择低脂或脱脂奶，儿童和上班族最好喝全脂奶。其次，要看生产日期，离出厂日期最近的奶是最新鲜的。

如果购买超市冷藏货架上的奶，最好挑选靠里面位置的。这样的奶少受光照，温度更恒定，营养损失会更少。一般来说，靠里面、更上排的牛奶生产日期离现在更近。

食用指南

选购好的奶，打开包装，可以根据奶的色泽、味道、形态来判断奶的质量。优质新鲜牛奶呈乳白色或微黄色，具有纯正的乳香味，无异味。鲜奶呈均匀的流体状态，无沉淀、无凝块、无杂质、无黏稠和浓厚现象。

劣质牛奶色泽稍差或灰暗，牛乳的固有香味淡，稍有异味；组织形态呈均匀的流体，无凝块，略带有颗粒状沉淀，脂肪含量低。

不新鲜或严重变质的牛奶，有的呈白色凝块状态，有的奶液不均匀，上层呈水样，下层有沉淀物；颜色呈黄绿色，有酸败味、腥味等异味，煮沸呈微细颗粒或小絮片状。变质的牛奶不能食用。

如何鉴别生鲜牛乳

真正的生鲜牛奶是指从奶牛身上挤出后经过消毒直接出售的牛奶，它的保鲜时间最短，一般不超过6小时。在许多国家，未经杀菌的生鲜牛奶是最受消费者欢迎的，但价格也最昂贵。新挤出的生鲜牛奶中含有溶菌酶等抗菌活性物质，能够在4℃的条件下保存24～36小时。生鲜牛奶无需加热，不仅营养丰富，而且保留了牛奶中的一些微量生理活性成分，也适宜儿童饮用，有助于强健骨骼和身体发育。

我们要想喝到真正的鲜奶，可以直接从奶厂订奶，这样可以保持牛奶的新鲜度。而超市里出售的鲜牛奶、高温灭菌奶等，从严格意义上说并不是生鲜牛奶。

食品鉴别

如何鉴别生鲜牛奶的质量?

首先，看牛奶的状态。优质生鲜牛奶呈均匀的胶态流体，无沉淀，无凝块，无杂质和异物等；色泽呈乳白色或微黄色。

其次，尝味道。可以将生鲜牛奶充分摇匀，取少量入口品尝，或加热后嗅其气味；正宗的纯鲜牛奶具有新鲜牛乳固有的香味，无其他异味。

最后，在玻璃杯中倒入少许牛奶，然后倾斜，在牛奶向下流动时，检查有无异物、杂质及凝固的蛋白质微小颗粒。

采购要点

营养专家建议，购买牛奶不一定要看是否是鲜奶，关键看营养元素。目前市场上的纯奶制品差别并不太大。与生鲜奶相比，巴氏杀菌奶和灭菌奶中的乳蛋白质、乳脂肪和钙质等主要营养成分差异不大，但维生素的含量会有所不同。巴氏杀菌奶的维生素的损失要比灭菌奶小一些。将鲜牛奶掺入奶粉均匀搅拌，与鲜牛奶差别不大，但所含的添加剂会影响人体健康。鲜奶的营养成分对人体健康最有益，但也可以选择多种非鲜奶。在选购牛奶时，应该先弄清楚牛奶的源头是否原奶充足、品质优良，再看工艺生产、营养成分，然后根据自己的口味选择牛奶。

健康小贴士

什么是“皮革奶”？皮革奶是用皮革水解蛋白生产出来的乳制品，加入皮革水解蛋白可以提高产品的蛋白含量。而皮革水解蛋白是利用皮革厂制作服装、皮鞋之后剩下的下脚料甚至是动物毛发等物质，经过水解提炼而成的一种粉状物，其中可能含有重铬酸钾和重铬酸钠等有毒物质，人体吸收后对健康有害。

认识“牛初乳”

2005年12月12日，我国官方通过牛初乳行业规范。规范认定，健康母牛产犊后3天内的乳汁称为牛初乳。

牛初乳与普通牛乳明显不同。牛初乳富含人体抵抗疾病及生长发育所必需的免疫因子和生长因子，被誉为“天然免疫之王”。牛初乳是与人初乳最相近的动物乳汁。

营养功效

牛初乳产量极少，价值昂贵，营养专家将它称为“软黄金”。科学研究证明，牛初乳中含有多种免疫物质和促生长因子，能增强人体抵抗力，促进人体发育，其营养价值远远高于普通牛奶。牛初乳中富含免疫球蛋白和天然广谱抗病毒因子，能抑制呼吸系统疾病，预防流感病毒，抵抗多种病毒的侵入。因此，牛初乳具有预防和缓解疾病，增强抗病能力，促进细胞正常生长、组织修复和外伤痊愈等多种功效。可以说，牛初乳是一种有助于免疫调节、促进生长发育、抗衰老的功能性营养食品，对人体具有良好的保健作用。

随着年龄、身体健康状况的变化，人体需要持续补充免疫球蛋白来提高免疫能力，而牛初乳中所含的免疫球蛋白正好符合人体的这一需求。

食用指南

牛初乳适合各个年龄阶层人士食用。

婴幼儿和儿童喝牛初乳，可促进生长发育，提高智力。由于幼儿的免疫系统发育尚未成熟，需要提高免疫能力。医学研究指出，牛初乳的IgG抗体能通过胎盘传送给胎儿，使婴儿得到最初的抗感染力。儿童时期也需要适当补充免疫球蛋白来预防感染，增强体质，助长发育。牛初乳富含乳铁蛋白、乳清蛋白等免疫物质，还有大量的生长因子和乳钙，可以促进婴幼儿骨骼生长，帮助其身体机能健康发育。儿童经常饮用牛初乳，不易患感冒、肺炎、腹泻等感染性疾病，并能促进智力水平的提高。

孕产妇喝牛初乳，可增强体质，保护胎儿在母体内健康发育。牛初乳中的免疫物质能有效增强孕妇自身免疫能力、抵抗流感、肺炎等各种疾病。产后食用牛初乳，可促进伤口愈合，提高抗感染力，还可以补充母体的免疫抗体。

老年人喝牛初乳，可以延缓身体器官功能衰退速度，延年益寿。老年人因免疫器官逐渐老化，肌体严重缺乏免疫球蛋白，容易引发疾病。牛初乳可促进人体新生细胞生长，恢复健康，增强老年人的体质，对一些老年常见病如关节炎、痛风等很有裨益。

糖尿病、心血管病患者喝牛初乳，可以有助于调节血糖浓度，促进药物疗效，提高身体的综合免疫能力。牛初乳含有类葡萄糖耐受因子，是糖尿病患者理想的保健食品。牛初乳有助于心血管的健康，富含的抗体可清除肠道内的有害细菌，调整细菌的种类，加速胆酸代谢，可降低血胆固醇和血脂水平。手术后患者食用牛初乳，可提高免疫力，减少感染机会。

医学实验表明，牛初乳还具有一定的抗癌功效。牛初乳内的转化生长因子可以抑制癌细胞的生长，对某些与免疫缺乏相关的癌症有抑制效果，且不会产生副作用。

上班族往往容易出现身体亚健康状态，如果常喝牛初乳，可提高身体免疫力，减少疾病的发生。牛初乳富含生长因子、胰岛素、泌乳素等活性组分，可以促进新生细胞生长和机体新陈代谢，维持人体生理平衡状态。坚持食用牛初乳，可使人精力充沛，容光焕发。

如何识别假奶粉

奶粉是婴幼儿生长发育不可或缺的食品，优质奶粉能够有效促进幼儿的身体发育，增加营养，强壮骨骼，而劣质奶粉则会危害幼儿的身体健康，甚至引发疾病。

食品鉴别

专家建议，最好的奶粉应该是最接近母乳的、最适合身体发育成长需要的。

目前市场上的配方奶粉大都接近于母乳成分，只是在个别成分和数量上有所不同。母乳中含有α-乳清蛋白，α-乳清蛋白能提供最接近母乳的氨基酸组合，同时还含有调节睡眠的神经递质，有助于婴儿睡眠，促进大脑发育。所以要首选α-乳清蛋白含量较接近母乳的配方奶粉。

其次，选购品牌奶粉，质量上会更有保障。

选购要点

如何选购奶粉?

一看包装。先开启包装，观察奶粉的颗粒、颜色和产品中有无杂质。优质奶粉颗粒均匀，无结块，颜色呈均匀一致的乳黄色；如奶粉有团块，杂质较多，说明是劣质奶粉；如奶粉颜色呈白色或面粉状，可能掺入了淀粉类物质。无论是罐装奶粉或是袋装奶粉，都要认真检查包装上标注的配方、性能、适用对象、使用方法等信息。

按国家标准规定，奶制品在外包装上必须标明厂名、厂址、生产日期、保质期、执行标准、商标、净含量、配料表、营养成分表及食用方法等项目，若缺少上述任何一项最好不要购买。

二凭手感。一般可以通过摇动罐体判断，奶粉中若有结块，有撞击声，则证明奶粉已经变质，不能食用。袋装奶粉的鉴别方法则是用手去捏，如手感松软平滑，有流动感，则为优质奶粉；如手感凹凸不平，并有不规则大小块状物，则为劣质奶粉。

无论是罐装或者是袋装奶粉，生产厂家为了延长奶粉保质期，通常都会在包装物内填充一定量的氮气。罐装奶粉密封性能较好，氮气不容易外泄。

另外，选购袋装奶粉的时候，用双手挤压一下，如果漏气、漏粉或袋内根本没有气体，不宜购买。

三品味道。优质奶粉冲调性好，冲后无结块、无沉淀现象，奶液呈乳白色，奶香味浓郁；而劣质奶粉乳成分很低，冲调性差，奶粉很难溶于水中，奶香味较淡甚至无奶的味道，或有香精香味；另外，淀粉含量较高的产品，冲后呈糨糊状。

假奶粉大多是用白糖、少量乳粉和其他配料掺和而成，奶粉颗粒较粗或掺有结晶颗粒，无光泽，呈白色，奶香味微弱或无奶香味，干奶粉入口不粘牙，甜度大，入口溶解较快；用热开水冲时，溶解速度快，没有天然乳汁特有的香味。用手捏住袋装奶粉包装来回磨搓，手感颗粒较粗，会发出沙沙声。

变质的奶粉在冲调后往往色泽灰暗，有沉淀物或大量蛋白质凝固颗粒及脂肪上浮，有酸臭味，入口后对口腔黏膜有刺激感。食用这种变质奶粉会损害身体健康。

变质的乳制品不能食用，性状异常的乳制品可由检验机构鉴定。

配方奶的安全选购

面对超市中琳琅满目的各类奶制品，人们不知道买哪种好。而奶制品安全问题的出现使得人们更加难以作出选择。不仅要注意奶制品里所含营养的问题，还要注意安全问题。在安全的奶制品里，还要选择适合自己的奶制品。

市场上牛奶的品牌不一，品种繁多，口味各异。除了传统上以加工方法区分的巴氏杀菌乳、灭菌乳以外，还有各类具有营养强化功能的高钙奶、舒化奶、低脂奶、调制乳、含铁含锌奶、强化奶和维生素D牛奶等；根据不同人群的食用需要，还有学生奶、儿童奶、老年人饮用的牛奶等。

品种分类

奶制品从脂肪含量上分，有全脂奶、低脂奶、脱脂奶；从蛋白质分，有优化蛋白奶、双蛋白奶、添加乳铁蛋白和胶原蛋白奶；从口味上分，有原味奶、特浓奶、早餐奶以及巧克力奶、咖啡奶、草莓奶、红枣奶、花生奶、杏仁奶等多种调味奶。

此外，还有来自天然牧场的有机奶以及谷物奶、养生奶；有添加蔬菜、水果的果蔬奶、果粒奶等。

在人们平常购买最多的牛奶类别中，位居第一的是高钙奶，其次是果粒奶、低脂、脱脂奶和全脂奶，再次是低乳糖牛奶、铁锌牛奶、优化蛋白牛奶、不同口味的调味奶、早餐奶、学生奶、有机奶和谷物奶等。

选购要点

在众多品牌和口味的奶制品中，什么样的牛奶最好呢？其实，选牛奶的关键在于看其营养含量的多少。

纯鲜牛奶和巴氏杀菌奶，经低温杀菌处理，其中B族维生素和维生素C的损失较小，有利于人体对钙的吸收。这两种奶的保鲜期比较短，所以宜现买现喝。不要为了追求更长的保质期而去买超高温消毒奶。

牛奶的口味并非越香浓越好。有些奶制品中因为添加增稠剂、各种香精，会增加牛奶的香浓口感。香味过浓的牛奶并非是纯天然牛奶的奶香，纯鲜牛奶会有一股淡淡的乳香，喝起来比较爽口。

健康小贴士

牛奶中的蛋白质含量其实很低，只占2.9%左右，不如乳糖（4.6%）和脂肪（3.1%）高。所以我们喝牛奶主要不是为了补充蛋白质，而是为了补充B族维生素和钙等。优化蛋白对婴儿来说很需要，但对成人没多大意义。不少宣称优化蛋白的高端牛奶，并不提倡购买。

食用指南

脂肪是人体能量的一个重要来源，每个人对它的需求量不一样。高血脂、减肥的人士、孕妇，每天要补充足够量的脂肪，可以选择低脂或脱脂奶。对于儿童和上班族这种对能量需求比较大的人来说，最好喝全脂奶。

如果喜欢在早餐时喝牛奶，可以选择早餐奶或谷物奶。这两种奶添加了淀粉成分，营养价值少，但能让人产生饱腹感，维持能量的时间也比较长，所以适合学生和上班族喝。

果蔬奶添加的果粒大多经过高温处理，其营养价值较小。

还原奶是把奶粉按比例加水还原而成的奶，从营养角度而言，还原奶的营养价值低于纯鲜奶，但是它的保存时间可长达8个月，适合旅游出行携带。

乳饮料没有牛奶营养丰富，但口味多样，适宜儿童饮用。

不同的乳制品含有的营养物质以及功效是不同的，要根据个人的体质特点选择乳制品。

高钙奶的安全选购

营养专家建议，应该给孩子和老年人选择高钙奶，因为他们需要更多的钙。牛奶中钙的含量最高，每天喝300克牛奶可获约300毫克钙，加上其他食物中的钙，基本能够满足成年人的需要。对于乳糖不耐受者，舒化奶和酸奶可以满足人体的需要。

营养功效

市场上销售的DHA藻油儿童奶和牛磺酸儿童奶，对促进儿童和学生的智力发育有一定的作用。DHA被誉为“脑黄金”，其中含有的不饱和脂肪酸生成的鱼油含量较其他普通牛奶要高，是大脑脂肪酸的重要组成成分。由于人体容易缺乏这一物质，而其他食物中所含的量也偏少，因此儿童和学生族可以常喝儿童奶，以补充营养所需。

牛磺酸是人体最容易缺乏的元素，也是人体一大重要的营养成分，儿童奶中强化了牛磺酸成分，对儿童增强智力及大脑发育具有一定的好处。

食用指南

对于高钙奶而言，由于成人每天需摄入800毫克的钙，需求量相对较大，因此可通过高钙奶进行适当的补充。冬季由于日照相对减少，人们更需要加强钙的补充，除了适当的运动或服用钙片等，饮用高钙奶不失为一种最为健康的补充方式。

每天饮用一杯高钙奶可作为补钙的途径，特别是绝经期的妇女、患有骨质疏松的老年人及正处于生长发育期的儿童，则更需要加强补充钙。

酸奶的安全选购

酸奶是由优质的牛奶经过乳酸菌发酵而成的，本质上属于牛奶的范畴。酸奶具有很高的营养价值，尤其对减肥人士而言，是瘦身的最佳选择。

食品鉴别

有的人在买酸奶的时候，倾向于挑选比较浓稠的酸奶，认为越浓稠的酸奶越营养丰富。营养专家认为，酸奶的营养程度与浓稠度关系不大，并非越稠越好，过度浓稠的酸奶很可能是添加了增稠剂所致。酸奶为了增加浓稠度和口感，会在制作过程中加入增稠剂，如明胶、果胶、变性淀粉、黄原胶等物质。

判断酸奶的质量优劣，关键在于三点：一要看蛋白质及脂肪的含量；二看所采用的乳酸菌菌种是否优良；三看所采用的奶源是否优良。现在的国内市场用初代乳酸菌的酸奶品种不多，酸奶采用的菌种是否为一代可以靠口感来判断。若酸奶的口味浓淡如一，稳定无变化，则证明它用的是一代菌种，反之是二代菌种。

要辨别是否为纯酸奶，主要的方法有两个：一是看包装说明，通常会在包装上注明“原味”或“草莓味”等口味的调制酸奶，或者是乳酸饮料的字样；二是查看配料表，乳饮料的主要原料是水，配方是牛奶；三是看牛奶蛋白质含量，纯酸奶的蛋白质含量应>2.9%。所以，在购买酸奶时，要根据需要仔细看营养标签，蛋白质含量越高，表明营养越高。

营养功效

酸奶是对人体健康十分有益的奶制品。喝酸奶有助于促进消化液的分泌，增加胃酸，能增强人的消化能力，促进食欲。酸奶中的乳酸能使肠道里的弱碱性物质转变成弱酸性，产生抗菌物质，对人体具有保健作用。

酸奶中的某些乳酸菌能合成维生素C，增加维生素C含量，可以提高免疫力。除提供必要的维生素营养物质和能量外，酸奶还可以补充叶酸和磷酸，因此孕妇可以适量饮用酸奶。老年人喝酸奶，可以抑制由于缺钙引起的骨质疏松症。

酸奶的重要功能是能够抑制肠道腐败菌的生长，调节肠道菌群，改善肠道功能。酸奶含有可抑制体内合成胆固醇还原酶的活性物质，经常食用酸牛奶，可以降低胆固醇。含有双歧杆菌、益生菌因子等成分的酸奶在一定程度上能改善肠道功能，增加有益细菌，抵制有害细菌，帮助消化，可以预防便秘、腹泻等消化道疾病。

优酪乳属于一种发酵的乳制品，富含多种益生菌和优质蛋白。经常喝优酪乳，可以通过控制肠道微生物菌群的生长，减少乳糖的含量，增加钙、镁的吸收。对于患有胃肠道疾病的患者和儿童，适量食用优酪乳有利于改善肠道功能。

女性常喝酸奶，可以促进消化和吸收，酸奶具有排毒、清肠的作用，可以帮助女性保持苗条身材。

食用指南

酸奶适宜饭后喝，有利于营养的充分吸收。一般来说，饭后30分钟到2个小时之间饮用酸奶效果最佳。饭后两小时左右，人的胃液被稀释，这时喝酸奶，对吸收其中的营养最有利。晚上喝酸奶的好处更多，补钙效果也最好。酸奶中所含的乳酸与钙结合，有助于钙的吸收。

酸奶不宜空腹饮用，以防酸奶中的营养来不及彻底消化吸收就被排出。有胃溃疡、胃酸过多等疾病者要谨慎饮用酸奶。

脱脂奶的安全选购

脱脂奶是将纯鲜牛奶的脂肪含量降到<0.5%，相当于普通牛奶脂肪含量的1/7，但营养价值并不低于其他奶产品。脱脂奶适合肥胖者、老年人饮用。

选购要点

低脂奶适宜于中老年人。尤其是有高血脂、糖尿病的中老年人，由于不宜食用高脂肪食物，因此可以选择低脂奶或脱脂奶。

低脂牛奶所含的脂肪约是新鲜普通牛奶的50%左右，可减少热量，糖尿病患者、高血脂、心血管疾病及肥胖者因为需控制饮食，要求低脂膳食，因此适宜喝这种牛奶。

低脂奶脂肪含量较低，不宜用于喂养婴儿，否则可能会因能量供应不足而造成营养不良。

食用指南

全脂牛奶含有比例得当的脂肪，有抑制胃酸分泌的作用。脱脂牛奶完全脱去了脂肪，有刺激胃酸分泌的作用。所以，胃酸分泌能力差、消化慢、有萎缩性胃炎的人，适合喝脱脂牛奶。而胃酸过多的人适宜喝全脂牛奶，不宜选择购买脱脂牛奶。

奶油的安全选购

很多人喜欢吃奶油，奶油的味道香浓甜蜜，但你对奶油的健康问题真的了解吗？

天然奶油因含有大量的饱和脂肪酸，会增加人体内胆固醇的含量而成为不健康的食品。而人造奶油由于以植物性油脂为原料，所以不含胆固醇，较符合现代的饮食健康标准。但是，植物油脂在氢化过程中产生的脂肪酸为反式脂肪酸（天然脂肪酸为正式脂肪酸），所以经常食用人造奶油，并不有益于健康。

品种分类

根据划分的标准不同，奶油可分为动物性奶油、植物性奶油、鲜奶油；根据是否添加食盐，可分为无盐奶油和含盐奶油；根据奶油中油脂含量的多少，可分为高脂奶油和低脂奶油。无论哪一种奶油，脂肪的含量和热量都很高，所以，奶油不宜过量食用。

动物性奶油是由牛奶中的脂肪分离获得的，奶油口味更好，脂肪含量高，不符合现代的健康饮食理念，应少吃为宜。

植物性奶油也称为人造奶油，以植物油脂为原料，用大豆等植物油和水、盐、奶粉等加工而成。植物性奶油热量比动物性奶油少，且饱和脂肪酸少，不含胆固醇。

鲜奶油又称生奶油，是从新鲜牛奶中分离出脂肪的高浓度奶油，呈液状。动物性鲜奶油以乳脂或牛奶制成；植物性鲜奶油的主要成分则是棕榈油和玉米糖浆，其色泽来自食用色素，其牛奶的风味来自人工香料。

健康小贴士

奶油中含有反式脂肪酸，这种物质对人类健康有什么样的影响呢？反式脂肪酸的主要来源是含人造奶油的食品，如各类西式糕点、巧克力派、咖啡伴侣、速食食品等，而在其他食物中含量很少。

反式脂肪酸的名称多种多样，常常被人们俗称人造脂肪、人工黄油、人造奶油、人造植物黄油、食用氢化油、起酥油、植物脂末等。添加反式脂肪酸，可以使食物的味道、口感更好，但如果过量添加，人体摄入过多，会导致心脑血管疾病，影响身体健康。反式脂肪酸是心脑血管疾病的危险因素。

目前我国还没有食品反式脂肪酸的含量标准，人们对反式脂肪酸也知之甚少。因此，专家提醒，为了减少心脑血管疾病的发生，最好少吃含有反式脂肪酸的食品，如奶油蛋糕、奶油冰淇淋等。

选购要点

选择带有奶油的食品时，应选择优质的奶油，不要购买人造劣质奶油。

形状：优质奶油可长时间地保持原形，没有油外溢的现象，表面光滑细腻；如果变形，且奶油外溢、表面不平、偏斜和周围凹陷等，则为劣质奶油。

色泽：优质奶油呈淡黄色，具有透明感，否则为劣质奶油。

嗅味：优质奶油具有特殊的芳香；如果有酸味、臭味，则为变质奶油。

光滑度：优质奶油用刀切时，切面光滑、不出水滴，否则为劣质奶油。

温度：奶油必须保存于冷藏环境中，适宜温度为-5℃～5℃，最高不要超过10℃。

口感：优质奶油入口即化，无粗糙感，无颗粒和沉淀物；否则为劣质奶油。

日期：一般奶油的保质期为6个月以内。

奶酪的安全选购

奶酪是牛奶的精华，大概10公斤牛奶可炼制出1公斤的奶酪。

目前在超市里最常见到的是片状奶酪，有6片装、8片装、12片装等不同规格。片状奶酪采用原制奶酪经过高温熔化，添加一些辅料，形成不同的口味和质地。优质片状奶酪呈奶黄色，口感柔软，食用方便，可以夹在面包、汉堡包里吃，也可以直接食用。

片状奶酪的选购

片状奶酪的水分含量约为50%，其他的成分有脂肪20%，蛋白质25%，根据种类的不同，其含量也有一定的差别。

选购片状奶酪时，应检查包装是否完好，表面是否均匀，有无气孔。当撕开内包装时，不应该有奶酪粘连在塑料薄膜上。优质奶酪有奶香味，质地软硬适中，不粘成团，也不易成碎片状。变质奶酪有异味，不宜购买。

切达奶酪的选购

切达奶酪是一种进口奶酪，在世界上的销售量最大。它是一种原制奶酪，或称为天然奶酪，由原奶经过灭菌、发酵、凝结、成熟等一系列工艺做成的。其主要成分为水、脂肪、蛋白质，每100克切达奶酪含721.4毫克的钙。切达奶酪发酵用的菌种是有益健康的活性菌类。

超市里所见到的切达奶酪通常是块状包装，看上去有点像肥皂，呈浓奶油色或黄色，质地结实致密，不含气泡。口味有淡味和浓味之分，凡包装上标有“Mild”和“Light”字样的是淡味切达奶酪；标有“Sharp”和“Vintage”字样的是浓味切达奶酪。如果日常食用，建议购买淡味切达奶酪。

选购切达奶酪的方法是：外观质地结实，包装内没有游离的水分和脂肪，略带果仁味，酸味适度，为优质切达奶酪；如果有硫磺味、霉味、苦味、酸味及其他怪味，表明奶酪已经变质。

莫萨里拉奶酪的选购

莫萨里拉奶酪是一种进口的原制奶酪，它的生产工艺比切达奶酪要复杂，除了灭菌、发酵、凝结、成熟等工艺外，还要经拉丝、装模、盐渍等工艺。我们在比萨饼上吃到的能够拉出丝来的奶酪就是莫萨里拉奶酪。这种奶酪有淡淡的奶香味。

莫萨里拉奶酪的主要成分为水、脂肪、蛋白质，每100克中含钙731.4毫克。

莫萨里拉奶酪是膳食的一种主要配料，形状多为丝或者碎片状。选购时，优质奶酪软硬适中，没有游离脂肪或霉点。

卡门贝尔奶酪的选购

卡门贝尔奶酪是一种原产于法国的高档奶酪，据说拿破仑非常喜欢吃。卡门贝尔奶酪的主要成分为水、脂肪、蛋白质，其制作工艺非常复杂。

卡门贝尔奶酪是天然原制奶酪。优质卡门贝尔奶酪的特点是，表面有一层薄薄的白霉，外硬内软。水分含量越多，奶酪的质地越软。奶酪的口感奶味醇厚，不咸不腻，入口即化。

购买之后的奶酪需要冷藏，而且一次不要买太多。奶酪容易变质，所以打开包装后应尽快食用。

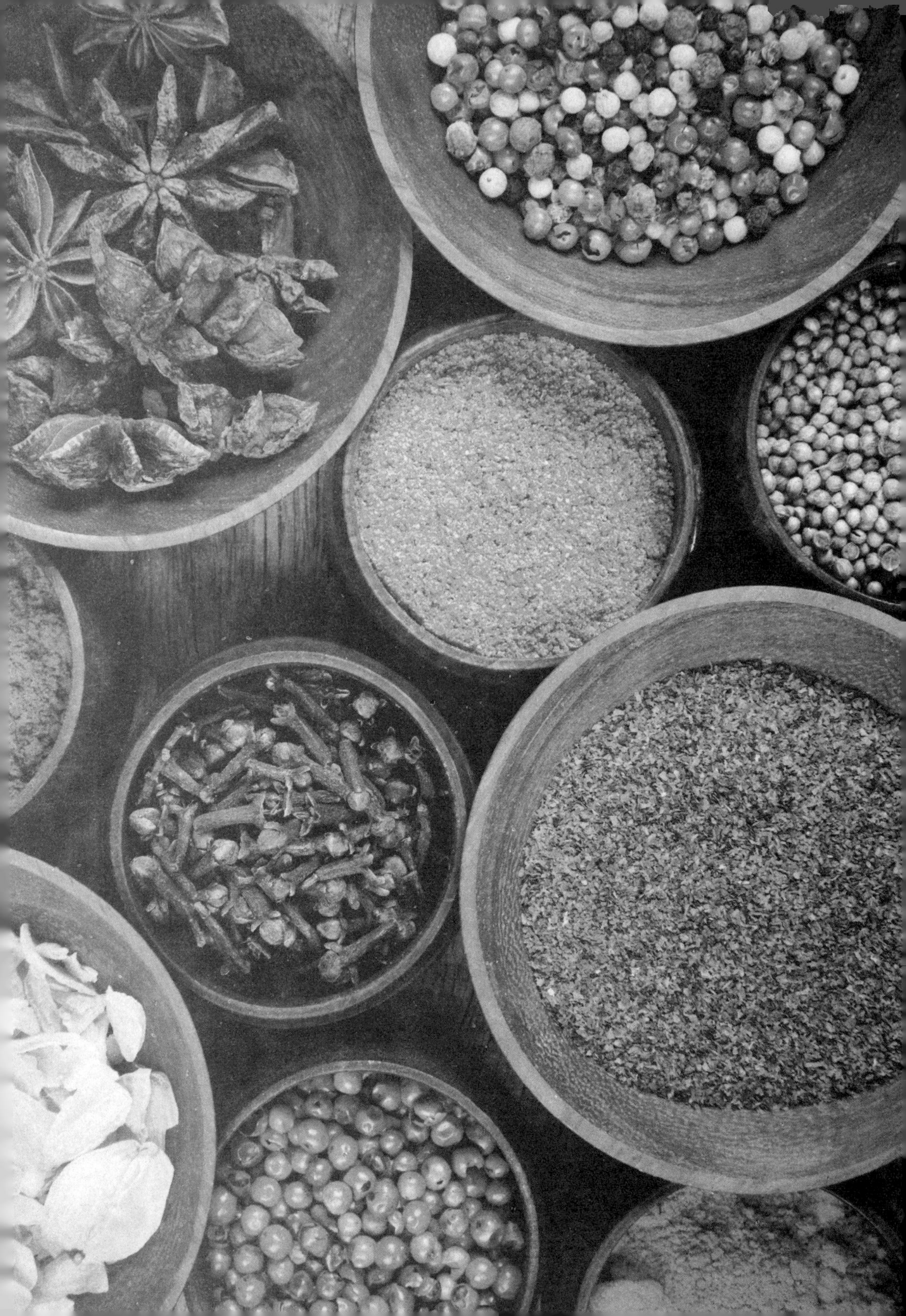

第9章

将有毒的食物拒之门外：调味品类

油盐酱醋，调出百味生活。食物的美妙滋味都来自调味品的巧妙使用，地道的调味品自然使食物具有正宗的风味；而如果选错调味品，就难免吃出尴尬来。

食用油的安全选购

食用油是我们日常生活中不可缺少的营养成分，其氧化分解后能为机体提供能量和必需的脂肪酸、脂溶性维生素等营养成分，因此合理用油对人体健康非常重要。

油脂摄入量过多，容易造成肥胖，还会导致血液中的脂肪酸过多，造成血脂增高，引发心脑血管疾病。所以，营养专家建议，为了达到饮食的营养与美味，要少吃油、吃好油。

优质食用油香味浓郁，而且用量比较省。如一级压榨花生油营养丰富，烹饪菜肴时只需少量，就可以达到既美味又营养健康的目的。

品种分类

我国市场上有各种各样的食用油，如大豆油、花生油、色拉油、玉米胚芽油、米糠油、葵花籽油、谷物调和油等，更有高端的橄榄油、茶油、蚝油等。

食用油主要采用两种生产方法：一种是物理压榨法，另一种是化学浸出法。两者的主要区别在于其制作工艺的不同。

物理压榨法是通过对原料进行破碎、蒸炒、挤压，让油脂直接从油料中分离出来。物理压榨法的优点是能够保持油中原料的原有营养，油的品质比较纯正；缺点是出油率低，不能充分地利用原料，加工成本也较高。花生油、橄榄油、坚果油、芝麻油等高档油多为压榨油。

化学浸出法是采用某种溶剂将原料经过充分浸泡，再进行高温提取，经过脱脂、脱胶、脱水、脱色、脱臭、脱酸等工序成为成品油。化学浸出法的优点是出油率高，加工成本低。大豆油、玉米油、葵花籽油等多为浸出油。

食品鉴别

物理压榨法和化学浸出法是两种不同的油脂制取工艺，不影响食用油质量的好坏，而判断油的品质的优劣，关键要看油的精炼程度。只经过压榨或浸出这一工序而未经精炼处理的原油，含有较多的游离脂肪酸、胶质、有色物质等，不能直接食用，必须经过精炼加工。提炼过的精制油颜色较浅，质地澄清，可以放心食用。所以，无论是浸出油还是压榨油，只要符合我国食用油脂质量标准和卫生标准，都是安全的。购买时，可根据烹饪的需求和个人口味的喜好，选择不同类型的食用油。

市场上还有各种各样的保健类食用油，如添加了维生素A、海藻油等保健成分的食用油；还有直接用富含多不饱和脂肪酸的油料植物生产的食用油，如葵花籽油、花生油、芝麻油、玉米胚芽油等。这些食用油对儿童、老年人有健脑益智、调节血脂等保健作用。

在选择食用油时，没必要一定选择橄榄油、纯花生油等高端油，优质大豆油、谷物调和油等完全可以满足日常的营养需要。

选购要点

选购食用油，如何鉴别油的质量和纯度？

蘸取少许食用植物油，涂在纸片上点燃，如果燃烧时油星四溅，并发出“叭叭”的爆炸声，说明水分含量高；也可用钢勺取油少许，在炉火上加热，如出现大量泡沫，并发出“吱吱”的响声，油从勺内往外四溅，也说明水分含量高。

鉴别食用油的纯度，可加热后拨去油沫，观察油的颜色。如果油色变深，有沉淀，说明杂质较多。劣质植物油浑浊不清，透明度差。

掺假的花生油，透明度会下降。把油从瓶中快速倒入杯内，观察泛起的油花，纯花生油的油花泡沫大，周围有很多小泡沫且不易散落；掺有棉花籽油的油花泡沫略带绿黄色或棕黑色，可闻出棉籽油味；掺有淀粉物的油，加入几滴碘酒，会出现蓝紫色或蓝黑色。将油放入透明杯中放置两天后，如果出现云状悬浮物，说明不是纯食用油。掺入桐油、蓖麻油、矿物油的食用油，容易致人中毒甚至死亡。

所以，购买食用油要到超市和有质量保障的市场，要购买正规厂家生产的健康卫生的食用油，不要买散装油。

香油的安全选购

优质香油能增加食欲、降低胆固醇，对身体大有好处。而劣质香油会损伤肠胃。怎样区别真假优劣的香油呢？

纯香油的鉴别

优质纯香油呈淡红色或红中带黄，小磨香油颜色稍深，为棕红色透明油状液体。如果香油中掺入了其他食用植物油脂，则色泽发生变化。掺入菜籽油的香油，呈深黄色；掺入棉籽油的香油，呈黑红色；掺入精炼棉籽油的香油，呈黄色。香油中掺入米汤类物质，则浑浊不清并有沉淀物，容易变质。掺入猪油的香油，加热后会发白。

将香油放在阳光下看，质地清晰透明；掺入少量的水，变成不透明液体状；继续加水，香油会自动分层，容易沉淀。

用筷子蘸一滴香油，轻轻滴在平静的水面上。纯香油会呈现出无色透明的、薄薄的大油花，并有浓重的香油味，而掺假的香油会出现较厚的小油花，油花持续时间短，香味淡，或伴有其他油脂的异味。

将香油瓶放在冰箱内冷冻，纯香油在冷环境下仍为液体，掺假的香油会凝固。

掺假香油的鉴别

将香油少许倒入杯中，用力摇晃后观察。纯正香油摇晃后不起泡或只起少量泡沫，而且很快消失；掺入花生油的摇晃后泡沫多，消失慢，泡沫呈白色；掺入精炼棉花籽油的摇晃后泡沫多，不易消失，用手掌蘸油摩擦，可闻到碱味；掺入大豆油的摇晃后出现淡黄色泡沫且不容易消失，用手掌蘸油摩擦，可闻到豆腥味；掺入菜籽油的摇晃后出现泡沫，且消失慢，用手掌蘸油摩擦，可闻到辛辣味。

将香油滴于手掌心用力摩擦，油内芳香物质分子会由于摩擦产热而运动加速，香味容易扩散。纯香油则有纯正浓重的香油香味；掺入菜籽油的香油，除有香油香味外还夹杂有菜籽油的异味；掺入棉花籽油的香油，摩擦后油的香味很淡。

蚝油的安全选购

蚝油适合烹制多种食材，如肉类、蔬菜、豆制品、菌类等，还可调拌各种面食、涮海鲜、佐餐食用等。蚝油是鲜味调料，使用范围十分广泛，凡是呈咸鲜味的菜肴均可用蚝油调味。

蚝油既可以直接作为调料蘸食，也可用于焖、扒、烧、炒、熘等，还可用于制作凉拌菜及点心、肉类食品的馅料。

营养功效

蚝油是腌制食材的最佳调味料，可使蚝油特有的鲜味渗透至原料内部，增加菜肴的口感和质感。在烹饪动物内脏时，先用蚝油腌制，可以去除内脏的腥味，令其酱味香浓、提鲜。使用适当的蚝油腌制肉类食材，可去除肉腥味，补充肉类原味不足，添加菜肴的浓香，令味道更鲜。

食用指南

蚝油不仅可以单独调味，还可与其他调味品配合使用。用蚝油调味切忌与辛辣调料、醋和糖同食。因为这些调料会掩盖蚝油的鲜味，使口感变差。

蚝油不宜在炝锅时使用，一般是在菜肴即将出锅前或出锅后趁热立即加入，在锅里久煮会失去鲜味。若不加热调味，味道会变差。特别是焖制菜肴时，宜用中、慢火。

使用蚝油做芡汁时，应与高汤拌匀稀释成芡汁。蚝油芡汁在菜肴八成熟时下锅最好，蚝油色深味浓，令人食欲大增。

橄榄油的安全选购

食用橄榄油主要分为初榨橄榄油和精炼橄榄油两大类。

品种分类

初榨橄榄油是直接从新鲜的橄榄果实中采取机械冷榨的方法榨取，完全不经化学处理得到的油。橄榄油和普通油的最大区别相当于鲜榨果汁，可以直接饮用。

初榨橄榄油分三个级别：特级初榨橄榄油，质量最好，酸性值不超过1%；优质初榨橄榄油，酸性值不超过2%；普通初榨橄榄油，酸性值不超过3.3%。

精炼橄榄油是从榨过第一遍油的橄榄渣采用溶剂浸出法提取出的“二次油”，精炼橄榄油的质量不如初榨橄榄油。

精炼橄榄油分两个级别：普通橄榄油，由精炼油与一定比例的初榨油混合制成，酸性值一般在1.5%以下，呈透明的淡金黄色；精炼橄榄油，通过溶剂浸出法从橄榄油渣中提取并经过精炼而成，酸性值一般为1.5%。

选购要点

购买橄榄油有几点是一定要注意的。

一是酸性值。一般正规产品都会标注酸性值，最好的橄榄油酸性值不超过1%，可食用的橄榄油酸性值不超过3.3%。

二是认准“特级初榨”(或“特级原生”)的字样，表示为最好的橄榄油。

三是看产地。世界橄榄油主产国集中在地中海沿岸，西班牙、意大利、希腊为世界三大橄榄油生产国和出口国。来自于这里的橄榄油品质较好，但价格较高。

四看色泽。橄榄油的色泽从淡黄到黄绿色不等，优质橄榄油质地清澈透明、无沉淀；劣质橄榄油质地浑浊。

食用指南

消费者可根据自己的需要，选择不同的橄榄油。初榨橄榄油适宜凉拌菜、沙拉、蘸面包或者菜熟后直接淋洒食用。有的人初次食用橄榄油可能会吃不惯口味，可以调和适当比例的醋，油的浓度会被稀释，口味也会有所改变。精炼橄榄油适宜在菜肴的煎、炸、炒的过程中使用，虽然口感、品质不如初榨油，但不影响营养价值，价格也便宜很多。

用橄榄油烹调的食物，风味独特，不油腻。

还有一种橄榄油专门用于美容，有很好的保健功能。但用来美容的橄榄油是经过专门处理的精炼橄榄油，不能食用。

碘盐的安全选购

食盐是家常烹饪中不可或缺的调味料，缺少盐的菜食之无味，而过量用盐则有损身体健康。营养专家提倡科学食用盐，一定要注意每日的摄入量。

加碘食盐可消除碘缺乏病，还有一种营养强化盐，这种盐主要是在普通食盐中添加一种或者几种营养强化剂，适应不同人群的需要。营养强化盐的功能各有侧重，购买时要根据个人的需要来选择。

品种分类

我们平时吃的普通碘盐，氯化钠的纯度高达95%。钠离子能增强人体血管表面张力，促进血液循环，易造成血压升高。高血压、肾病、心脏病患者，不宜食用普通碘盐。低钠盐是以碘盐为原料，添加一定量的氯化钾和硫酸镁，适合患有肾脏疾病、高血压、心脏病等需要限制钠盐的特殊人群食用。

铁强化营养盐比较适合婴幼儿、妇女及中老年等缺铁性贫血类特殊人群食用。钙强化营养盐适用于患佝偻病的患儿，对于预防骨质疏松也有一定的帮助。食用钙营养盐时，必须同时多吃含磷丰富的食物，如蛋类、豆类等，并适当补充维生素D。

核黄素盐适宜以植物性食物为主的人群。核黄素又名维生素B_2，在体内参与生物氧化和能量代谢过程。人体缺乏核黄素会引起物质代谢的紊乱，表现为口角溃疡、角膜炎、阴囊炎、视物不清、白内障等多种疾病。以植物性食物为主的人群不妨食用核黄素盐。

锌强化营养盐适宜儿童、青少年食用。锌强化营养盐是以碘盐为原料，添加一定量的硫酸锌或葡萄糖酸锌制成。锌是一种人体必需的微量元素，对人体的生长发育、细胞再生起重要的作用。所以，食用锌强化营养盐对儿童健脑、提高记忆力以及身体的发育有显著作用，可以预防因缺锌引起的疾病。

硒强化营养盐适宜中老年人、心血管疾病患者。加硒盐是在碘盐的基础上添加一定量的亚硒酸钠制成，具有抗氧化、延缓细胞老化、保护心血管健康及提高人体免疫力等重要功能，同时硒还是体内有害重金属的解毒剂。

选购要点

选购碘盐时，可从以下几点判断其优劣：

看包装。精制碘盐用聚乙烯塑料包装袋，加印有“加碘”或“加碘盐”字样，并标明生产单位、出厂日期、字迹清晰，袋质较厚或有覆膜，封口整齐、严密；假碘盐所印“加碘”“加碘盐”字迹模糊不清，包装简单、不严密，封口不整齐。

看颜色。精制碘盐外观色泽洁白；假碘盐呈淡黄色或暗黑色，不够干爽，易潮。将盐撒在淀粉或切开的土豆上，盐变成紫色的是碘盐，颜色越深含碘量越高；如果不变色，说明不含碘。

看防伪标志。精制碘盐有激光防伪标志。

凭手感。精制碘盐用手抓捏，手感较松散，颗粒均匀；假碘盐手捏成团，不易散开。

闻气味。精制碘盐无气味、无臭味或异味；假碘盐因掺有工业含碘废渣，带有硝酸铵物质，因而有氨味。

用口尝。咸味纯正的是精制碘盐；咸中带苦涩味的是假碘盐。

花椒、大料类调味料的安全选购

大料的鉴别

大料学名八角茴香，是家庭烹饪中不可缺少的常用调味料。但市场上有的以莽草充当大料，莽草中含有莽草毒素，误食易引起中毒。轻者恶心呕吐，严重者烦躁不安，瞳孔散大，口吐白沫，血压下降。除此之外，花椒、桂皮、茴香等，也是常用的调味料。

质量好的大料瓣角整齐，一般为8个角，瓣纯厚，尖角平直，蒂柄向上弯曲。味甘甜，有强烈而特殊的香气。

假大料瓣角不整齐，大多为8瓣以上，瓣形瘦长，尖角呈鹰嘴状，外表皱缩，蒂柄平直，无八角茴香特有的香气味甚至带苦味。

花椒的鉴别

正品花椒成紫红或暗红色，光泽度不高，表面有开口，颗粒大且均匀。有的外观呈鲜红油亮颜色的花椒多为染色所致，将花椒放于纸上轻搓，染色“颜椒”会掉色，在纸上留下红色粉末。正品花椒则无颜色残留。将几颗花椒置于水中清洗浸泡，如果清水变红，即为染色“颜椒”。

劣质花椒颗粒很小，表面无开口，外壳捏开后多为黑色小颗粒物。

桂皮的鉴别

优质桂皮外表呈灰棕色，手感粗糙，有不规则细皱纹和突起物，内表皮呈红棕色，有平滑细纹，划之显油痕；断面外层呈棕色，内层呈红棕色，油润，近外层有一条淡黄棕色环纹；气香浓烈，味甜、辣。劣质桂皮外表呈灰褐色或灰棕色，有灰白色斑纹和不规则细纹理；内表面红棕色，平滑；气微香，味辛辣。

小茴香的鉴别

优质小茴香双悬果呈圆柱形，两端略尖、微弯曲，表面呈黄绿色。分果呈长椭圆形，背面有5条隆起的纵肋线，腹面平坦；气芳香，味甜、辛。劣质小茴香分果呈扁平椭圆形，表面棕色或深棕色，背面有3条微隆起的肋线，边缘肋线呈浅棕色，延展或翅状；气芳香，味辛。

味精、鸡精类的安全选购

味精的主要成分是谷氨酸钠，优质味精呈针状或粒状的结晶体，掺杂精盐的味精呈粉状或混有盐结晶体。

选购要点

优质味精颗粒形状一致，色洁白有光泽，颗粒间呈散粒状态，无杂质，稀释至1∶100的比例，口感有鲜味。

劣质味精颗粒形状大小不一，颜色发乌或发黄，颗粒成团或结块，稀释至1∶100的比例后，无鲜味甚至有苦味、咸味或甜味。

味精容易掺假，常见的味精掺假物主要有食盐、淀粉、小苏打、石膏、硫酸镁、硫酸钠或其他无机盐类。购买味精时，可以通过触摸和口尝的方法来鉴别。

纯味精手感柔软，无粒状物；假味精手感粗糙，有明显的颗粒感。含有生粉、小苏打的味精，手感滑腻；掺入食盐的味精，咸味大于鲜味；掺入氯化镁、硫酸镁的味精，会有苦味；掺入白砂糖的味精，口感有甜味；掺入木薯粉或石膏粉的味精，难于溶化而且发黏。

鸡精是多种呈味物质配合而成的调味料，不但具有味精的鲜味，还可以使做出的菜肴更鲜美、香味浓郁。鸡精中的呈味核苷酸具有强烈的增鲜作用，其鲜度比同样浓度的味精高得多。鸡精的味道之所以鲜，仍然离不开味精的作用，但可以用较少的鸡精达到较高的鲜味水平。

鸡精中的味精、核苷酸、有机酸盐、糖、香辛料等混合，可让菜肴的味道更加丰富。

食品鉴别

大部分鸡精实际上并不是由鸡肉制成的。鸡精的主要成分是食盐、麦芽糊精和味精，其中味精的含量会超过如鸡肉粉或鸡骨粉、鸡蛋提取物及其他肉类提取物等物质。

廉价的鸡精通常含有更大比例的盐和味精，而高品质的鸡精会有更多来自鲜鸡的成分。

鸡精中含有不少糊精和淀粉，并加入抗结剂，可以防止颗粒受潮。

由于鸡精中含有一定的味精，因此它与味精的安全性差不多。鸡精当中的核苷酸成分容易受到核苷酸酶的降解，因此最好在加热结束之后起锅的时候再放鸡精。

需要特别注意的是，由于鸡精本身含有一定量的食盐，如果在炒菜和做汤时用了鸡精，用盐量一定要相应减少。

健康小贴士

味精是一种化学调味料，摄入过多，可能会导致人体中的神经功能处于抑制状态，出现眩晕、头痛、肌肉痉挛等症状。味精中含有钠，过多摄入可能导致高血压。营养专家建议，每道菜中添加的味精不应超过0.5毫克。因此，做菜时添加了调味料，就不必再放味精。

食糖的安全选购

人们普遍认为，白糖比红糖好。其实，这是偏见和误区。就营养价值和食疗功能而言，红糖要优于白糖。在日常食用上，可根据不同的需求分别选用白糖和红糖。

红糖的营养功效

红糖性温味甘，有活血化瘀、补血养肝的功效。“女子不可百日无糖”，这句民谚中的糖指的就是红糖。红糖是女性的滋补佳品，可补气养血、美容养颜。其中喝红糖水、吃红糖粥的饮食习惯，至今广为流传。实验表明，与白糖相比，红糖含有丰富的矿物质，对产妇、哺乳期妇女的身体调理很有益处。

选购要点

选购食糖需警惕“吊白块”。不法商家为使食糖的色泽更洁净、冰糖更晶莹透亮、红糖颜色更鲜亮，在食糖中违禁添加工业原料“吊白块”，变成造假的绵白糖、冰糖和红糖。这些食糖大都由私人小作坊加工，不法商贩将制糖后残留的黑糖渣用大锅熬煮，点入“吊白块”后就变成了漂亮的红糖。

由于添加了“吊白块”的食糖与天然食糖很难分辨，在购买小包装的食糖时应选购有生产厂家名称、生产日期的产品，并尽可能购买知名品牌产品。

冰糖是将白砂糖溶化成液体，经过烧制、去杂质，然后蒸发水分，使其在40℃左右的条件下自然结晶或冷冻结晶而成。优质冰糖晶粒均匀，清澈洁白，具有半透明的光泽，味道清甜适口，无明显杂质、无异味；劣质冰糖色泽发黄、发暗，易受潮，口感甜腻，不宜购买。

调味面酱的安全选购

黄豆酱、甜面酱、番茄酱，五花八门的酱类产品，不仅令菜肴增色生香，还富含多种维生素，是人们日常饮食中必备的辅食佐料。调味酱类食品以含蛋白质的豆类和含淀粉的谷物类及其副产品为主要原料，经微生物发酵而成，形态多为半固态，有咸、甜、酸辣、辛辣等多种口味。

品种分类

调味面酱主要分为豆酱、面酱和复合酱。家庭中多以甜面酱和黄豆酱为常见食品。

豆酱是以黄豆、蚕豆、杂豆等豆类为主要原料经发酵而成；面酱是以小麦粉、杂面等面粉为主要原料发酵而成；复合酱是以酱为底料，添加其他辅料混合加工而成。

在制作酱类食品中，往往会使用一种被称为苯甲酸的物质，这是一种食品防腐剂，用于抑制微生物的生长。苯甲酸有微毒，在我国允许限量使用。有的企业为使面酱在销售过程中不变质，会过量使用苯甲酸，如果食用这种面酱会影响身体健康。

在购买酱类食品时，最好不买散装的，而尽可能选择知名企业的定型包装产品，可避免二次污染。优质的酱类包装标识完整，无“胀包”现象；打开包装，正常的酱色呈红褐色或棕褐色，香气浓郁，有酱香味道，无不良气味；尝味道鲜味醇厚，咸甜适口，无苦涩、焦糊等异味；黏稠适度，无杂质。

豆瓣酱的选购

豆瓣酱的主要原料为蚕豆，并辅以食盐、辣椒等原料酿制而成。因其营养丰富，味道独特，深受消费者喜爱。那么，如何识别豆瓣酱的品质优劣呢？

优质豆瓣酱呈红褐色，体态油亮，豆瓣颗粒明显；低劣豆瓣酱豆瓣少，颜色发白，体态黏稠，没有纯正的豆香味。

优质豆瓣酱发酵周期长，酱香味浓，豆瓣入口化渣，口感细腻甜鲜；劣质豆瓣酱无酱香味，豆瓣入口较硬；变质的豆瓣酱有异味。

豆瓣酱的酿制工艺也决定了酱的味道好坏。独到的调配工艺保证了豆瓣酱的营养和卫生，酱色红润，酱香醇厚。

甜面酱的选购

甜面酱又称甜酱，是以面粉为主要原料，经制曲和保温发酵制成的一种调味品。甜面酱口味甜中带咸，酱香浓郁，适用于烹饪酱爆和酱烧菜，还可蘸食。

甜面酱的发酵制作工艺独特，在发酵过程中会产生麦芽糖、葡萄糖等物质，使面酱具有甜味。而蛋白质分解产生的氨基酸和食盐的加入，使面酱具有咸味。甜面酱含有多种营养，滋味鲜美，具有开胃助食的功效。

优质甜面酱呈黄褐色或红褐色，散发酱香气，黏稠适度，无杂质，咸甜适口，无酸、苦、焦糊及其他异味。

番茄酱的分类

番茄酱用鲜番茄经过发酵加工而成，有浓郁的番茄香甜味道，常用作鱼、肉等食物的烹饪佐料，是增色、添酸、助鲜、加香的调味佳品。番茄酱味道酸甜可口，可增进食欲。

番茄酱富含维生素C、维生素A、维生素E和天然番茄红素。番茄红素易被人体吸收，具有利尿及抑制细菌生长的功效，能清除人体内的自由基，其抗癌效果是β-胡萝卜素的2倍。除了番茄红素外，番茄酱中还有维生素B群、膳食纤维、矿物质、蛋白质及天然果胶等，和新鲜番茄相比较，番茄酱里的营养成分更容易被人体吸收。

番茄酱主要分两种，一种颜色鲜红，适宜炒菜；另一种是由番茄酱进一步加工而成的番茄沙司，口味甜酸，颜色暗红，适宜蘸食。

消费者选购时，优质番茄酱呈深红色或红色，酱体均匀细腻、黏稠适度，味酸甜、无杂质、无异味。

酱油的安全选购

酱油是家庭烹调中的必备之品，在炒、煎、蒸、煮或凉拌时，加入适量的酱油，可使菜肴色泽诱人，香气扑鼻，味道更加鲜美。

营养功效

酱油是一种色、香、味俱佳而又营养丰富的调料品。酱油富含氨基酸、B族维生素和棕红色素，以及糖、酸、醇、酚、酯等多种成分。在菜肴中加入适量酱油，酱油中的氨基酸与氯化钠作用会生成氨基酸钠盐，在加热过程中发生化学反应，所以菜肴会有特有的鲜美味道。同时，在烹调过程中，酱油中的氨基酸还会与糖发生化学反应，产生一种诱人的香气。

品种分类

酱油的品种丰富，如海带酱油以海带为主要辅料，含有大量的碘元素，长期食用可预防大骨节病、高血压、结核病等；无盐酱油以药用氯化钾、氯化铵代替钠盐，适宜心脏病、肾脏病和高血压患者食用；蚕蛹酱油以蛋白质含量达50%的蚕蛹为主要原料酿制而成，每毫升酱油含人体必需氨基酸3～5毫克；草菇酱油由大豆与草菇提取液进行微生物发酵制成，具有草菇的鲜美和营养价值；含有维生素B_2的酱油，适宜维生素B_2缺乏症者。此外，还有特定烹饪需求的酱油，如专门用于烧烤、蒸鱼的酱油等。

“生抽”与“老抽”是家庭餐桌的常备酱油。“抽”是提取的意思。“生抽”和“老抽”都是酿造酱油，它们的差别在于“生抽”是以优质的黄豆和面粉为原料，经发酵成熟后提取而成；而“老抽”是在生抽中加入焦糖色，经特别工艺制成的浓色酱油，适合给肉类增色。

此外，还有一种“铁强化营养酱油”，为了给人体补充一定的铁，在酱油瓶上标有“铁强化”字样以及“营养强化食品”的标识。

根据烹饪的需要，酱油可用于佐餐凉拌，也可用于烹调炒菜。用于凉拌的酱油对微生物的指标要求比烹调酱油严格，以确保生食的卫生和健康。

选购要点

酱油瓶身上的标识是选购的重要依据。

酿造酱油是以大豆、小麦或麸皮为原料，添加少许调味剂经微生物天然发酵制成。配制酱油是用50%以上的酿造酱油经添加水解植物蛋白液制成，鲜味多变化。

酱油还有一项重要指标是氨基酸态氮，国家标准规定，每100毫升酱油中其含量不得低于0.4克。

“低盐固态”与“高盐稀态”的标识表示酱油酿造工艺上的差别，不影响酱油的口感。低盐固态发酵法使用大豆和麸皮，高盐稀态发酵工艺所用的原料为大豆和小麦。由于工艺的差别，低盐固态发酵的酱油颜色较深，而高盐稀态发酵的酱油酱香味道更浓。大家可根据这两者的特性不同可进行选购。

食用指南

酱油可直接食用，但酱油在生产、贮存、运输、销售的过程中，常因卫生条件不良而受污染，甚至带有引发肠道传染病的致病菌，因此不宜购买散装酱油。

劣质酱油质地混浊、有沉淀物、有杂质，细菌数会高于标准百倍以上，如果直接食用有可能致病。因此，喜欢在面条、水饺、豆腐及凉拌菜中直接加酱油的，一定要注意食品安全。

另外，酱油在发酵的过程中，蛋白质会腐败分解，产生大量的胺类物质，与亚硝酸合成会生成致癌性的亚硝胺。因此，除了购买质量信得过的瓶装酱油，还应注意酱油尽量熟吃，不生吃。

健康小贴士

超市里，可以看到一些和酱油颜色、包装都差不多的酱汁、辣酱油或者调味汁，它们和酱油不同。国家卫生标准明确规定，酱油的氨基酸态氮每100毫升不得低于0.4克，而调味汁、酱汁等调味剂基本不含氨基酸态氮，所以它们和酱油不是一类产品，不要把各类调味汁当成酱油使用。

陈醋的安全选购

食醋是以粮食为原料，经过酿造制成的一种含醋酸的调味品。和酱油一样，醋也是人们生活中不可缺少的调味品之一。但是，很多人在食用购买回来的醋后发现，醋的颜色很淡，醋酸不强，甚至还有怪味。这种醋酸感不强的醋很可能是假醋。

品种分类

食醋的品种很多，主要有固态发酵醋和液态发酵醋两种。固态发酵醋呈琥珀色，有食醋的特有香气，酸味柔和绵长，稍有甜味，体态澄清，浓度适当；液态发酵醋酸味感强，外观较透明。

选购要点

消费者选购时，除了选择自己喜爱的风味品种外，还必须要参考以下几点。

一看标签。标签上标明的醋酸含量表示醋的口味是否浓重。配制食醋含量不得 < 2.5克/100毫升，酿造食醋不得 < 3.5克/100毫升。非调味食醋如饮用醋不在此限。标签上标明的生产方法有酿造食醋和配制食醋，可根据个人需要选购。买食醋时，要优先选购标签标识完整的产品。

二观色泽体态。优质食醋呈琥珀色或红棕色，体态澄清、浓度适当，无悬浮物、沉淀物，反之质量较次。

三尝味道。优质食醋有特有的香气和酯香，酸味柔和，回味绵长，无涩味、异味。

四震荡。将两瓶醋拿起来，来回地摇晃震荡后观察，正宗陈醋震荡后的泡沫不会很快消失；假陈醋摇晃震荡后，泡沫会较快消失。

健康小贴士

劣质或变质的食醋颜色较浅，无香气，有不良气味或酸味刺鼻，口感发涩，体态浑浊，有沉淀物或者浮膜霉花，不能购买和食用。

正宗陈醋用面粉、糯米、大米酿造，质量好，且有营养；假醋多用醋精兑水而成，质量较差，无营养成分。购买时可仔细看标签上的配制原料。

料酒的安全选购

料酒是烹饪用酒的统称，主要包括黄酒等。料酒的作用是去除鱼、肉类的腥膻味，增加菜肴的香气，有利于咸、甜等各种味道充分渗入菜肴中。

料酒在我国的应用已有上千年的历史。日本、美国、欧洲的某些国家也有使用料酒的习惯。不同的料酒所烹饪出来的菜肴风味相去甚远。

营养功效

料酒中的乙醇具有挥发作用，能使肉类中有腥膻味道的蛋白和胺类挥发掉。黄酒、汾酒等酒类的酒精浓度比较低，一般在15%左右，在去除腥膻味道的同时，不会破坏肉类中的蛋白质和脂肪。黄酒中含有较多的糖分和氨基酸，能够起到增香、提味的作用。

在烹饪肉、禽、蛋等菜肴时，调入黄酒能渗透到食物组织内部，溶解微量的有机物质，令菜肴松软鲜嫩。黄酒有助于血液循环，促进新陈代谢，具有补血养颜、活血祛寒、通经活络之功效。

食用指南

在烹饪中，有的人会用白酒替代料酒加入菜肴中。纯白酒的酒精浓度要高于料酒，一般在57%左右。较高的乙醇含量会在一定程度上破坏肉类中的蛋白质和脂肪。而且白酒中的糖分、氨基酸含量比料酒低，提味的作用明显不如料酒。因此，最好不要用白酒代替料酒。

料酒在烹调中应根据菜的原料的不同而调整使用时间。如烧鱼应在鱼煎好后放料酒，炒虾仁、炒肉丝应在主料炒熟后放料酒，做汤则应在汤煮开后再放入料酒。

火锅底料、“浓汤宝”汤料的安全选购

人们在吃火锅时，离不开火锅底料。如何选购健康安全的火锅底料，是健康的一大问题。

“化学火锅”事件曾一度引发人们的热烈关注。一些常见的火锅底料中脂肪含量较高，营养专家介绍，用各种添加剂熬制成的火锅底料，虽色香味俱全，却并无营养。

火锅底料的选购

火锅底料是吃火锅时不可少的汤底料，具有增色加香的功效。选择火锅底料时，应按照严格的卫生标准。购买底料时须查看配料表，应选购标识说明完整、详细的产品，看是否明确标明不含防腐剂。另外，最好购买知名品牌商生产的火锅底料。

“浓汤宝”的选购

“浓汤宝”是一种新型的浓缩汤底复合调味料。它采用先进浓缩汤冻技术，使浓汤汤汁浓缩成汤冻的形式，经高温杀菌和热罐工艺制作而成，其保质期可以达到12个月。“浓汤宝”类汤料制作工艺严密独特，可以放心食用，但产品包装上有明示，不可直接入口，须稀释煮沸后作为汤底食用。

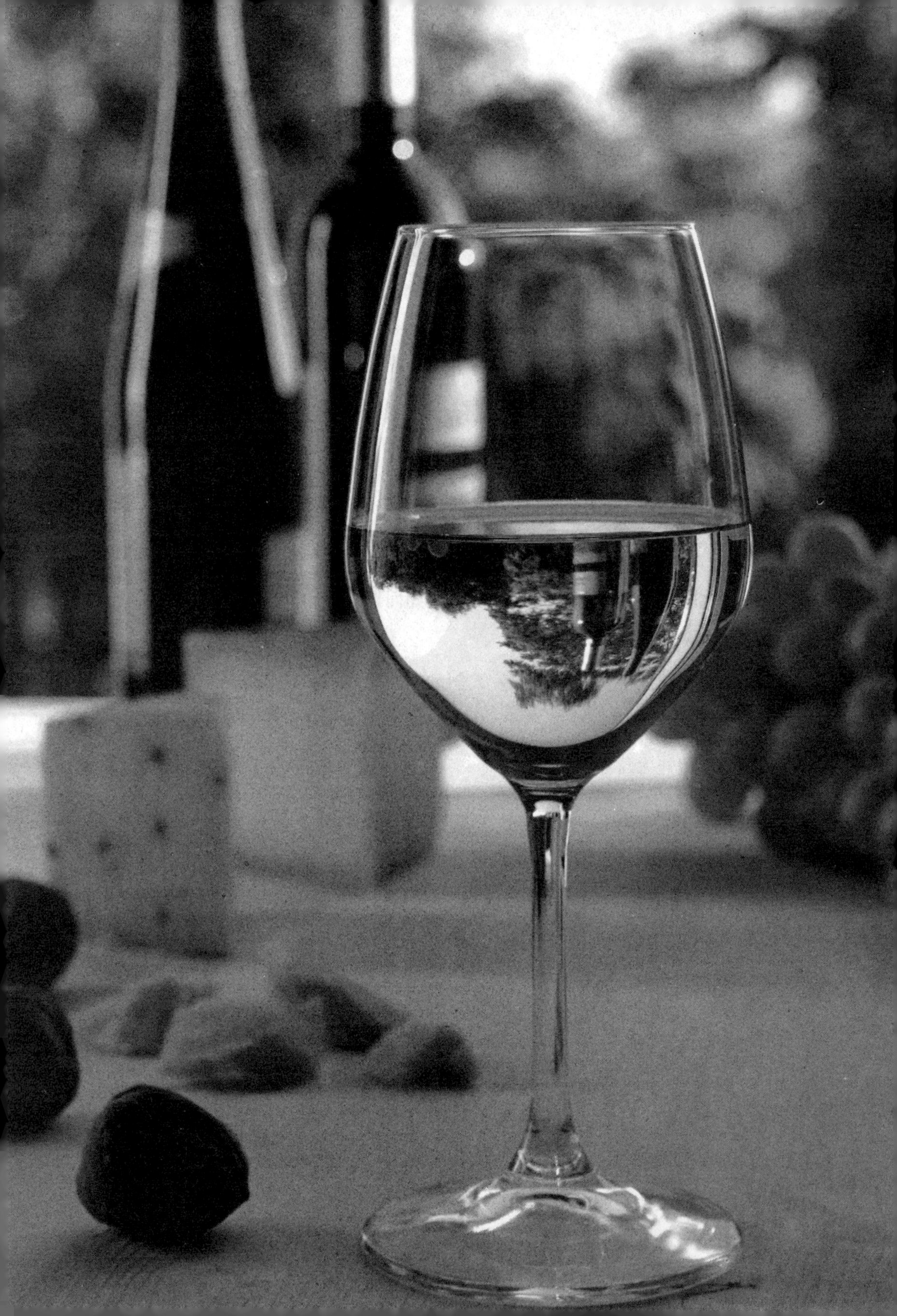

第10章

将有毒的食物拒之门外：酒水饮料类

人们的生活离不开美酒与饮料的陪伴，好酒或好的饮料不仅让餐桌旁增添几分情趣和雅兴，对人身体还大有裨益。当人们感到口渴难耐或是热气难当时，一款清凉舒爽的酒水就是必备之需。

如何鉴别白酒

白酒历史悠久，工艺独特，品种繁多。白酒是我国的国酒，主要以高粱、大米等谷粮为原料，以大曲、小曲或麸曲及酒母等为发酵剂，经繁杂工艺精心酿制而成。

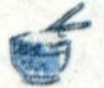

品种分类

我国有代表性的品牌白酒有以下几种：

酱香型白酒。特点是酒色微黄而透明，口味细腻，空杯留香持久。著名品牌代表酒为茅台、郎酒、武陵酒等。

浓香型白酒。特点是酒香浓郁，入口绵甜纯正。著名品牌代表酒有泸州特曲、五粮液、剑南春、全兴大曲、沱牌曲酒、洋河、双沟、古井、宋河粮液等。

清香型白酒。特点是酒色清亮透明，口味清香纯正，后味很甜。著名品牌代表酒有汾酒。

米香型白酒。特点是口味柔和，入口绵甜，后味浓郁。著名品牌代表酒有桂林三花酒。

凤香型白酒。特点是无色透明，醇香甘润，舒适爽口，回味悠长。著名品牌代表酒有西凤酒。

董香型白酒。特点是清澈透明，药香舒适，酸度较高，后味较长。著名品牌代表酒有贵州董酒。

豉香型白酒。特点是质地清澈，豉香醇和，余味无穷。著名品牌代表酒有广东玉冰烧酒。

芝麻香型白酒。特点是芝麻香浓，细腻甘爽。著名品牌代表酒有山东景芝白干酒。

特型白酒。特点是酒色清亮，酒香芬芳，酒味纯正，酒体柔和。著名品牌代表酒有江西四特酒。

兼香型白酒。可分为两种类型，一种是酱中带浓型，特点是酒味芳香细腻，酱浓协调，余味悠长。著名品牌代表酒有湖北白云边酒。另一种是浓中带酱型，特点是酱香浓厚，口味细腻。著名品牌代表酒有黑龙江玉泉酒。

食品鉴别

市场上白酒品种繁多，品质良莠不齐，在购买时要认真鉴别。

看外包装箱。优质白酒包装箱整齐坚硬，箱体图案印制精美，字迹清楚，箱内有防震、防撞的间隔材料，便于运输和贮存。

看包装盒。真正的名酒包装精美，如纸盒包装，纸质良好，造型美观，印刷精致，颜色协调；如是高档礼品盒包装，则做工考究，包装材料环保而结实，字迹、图案设计等美观大方，标签信息完整齐全。

看酒瓶。优质酒瓶表面光洁度好，玻璃质地均匀，瓶盖多为铝质扭断式防盗盖或塑胶套，印有厂名或酒名的酒标带有封盖的作用，一经开盖就会断裂，可作为辨别正宗名酒和假冒伪劣产品的依据。

看标签。优质白酒标签上会标注酒名、生产商名称、地址、产品标准号与质量等级、配料表、酒精度、净含量、香型、生产日期、规格和生产许可证编号等信息。

看质量。优质白酒无色、透明、无悬浮物和沉淀物。若是无色透明玻璃包装，可把酒瓶拿在手中，慢慢地倒置过来，看是否有杂质。或用酒杯盛满酒后，举杯对光观察酒液。有的白酒因发酵期或贮存期较长，可带有极浅的淡黄色，并不影响质量和口感。

如何鉴别葡萄酒

古人有诗言："葡萄美酒夜光杯"，如果在进餐时在餐桌上摆放一瓶上好的葡萄酒，可以增加一些浪漫和优雅的情调。葡萄酒的原料采用优质的葡萄精心酿制而成，具有风味独特、口感香甜醇厚等特点，不仅适宜男人饮用，也适宜女人饮用。

葡萄酒的鉴别

凡酒必有香，有的葡萄酒口味浓郁，有的葡萄酒口味清淡。酒香取决于酿酒所选用的葡萄品种及质量，酒酿发酵方法及所用器皿如橡胶木桶也会影响酒香。

优质葡萄酒酒酸适中。如果酸味过浓或过淡，说明不是优质葡萄酒，而欠缺酸味的酒，也不是好酒。

葡萄酒中含有一种被称为丹宁酸的物质，它会使葡萄酒有微涩的口感。如果单宁酸含量过高，会令口腔不适。

一般来说，葡萄酒的品级越高，其酒味就越丰富。

品种分类

按葡萄酒含糖量（以葡萄糖计）的多少，可将葡萄酒分为以下几大类：

干葡萄酒，含糖量<4.0克/升，基本无甜味。

半干葡萄酒，含糖量一般在4.1～12克/升，口感微甜。

半甜葡萄酒，含糖量一般在12.1～50克/升，甜爽可口。

甜葡萄酒，含糖量>50.1克/升，口感甘甜醇厚。

选购要点

选购葡萄酒时，先看酒瓶标签印刷是否清楚，是否为仿冒翻印，酒瓶的封盖是否密封。然后看葡萄酒液的颜色是否自然，有无不明悬浮物，有的葡萄酒瓶底会有少许沉淀，是正常的结晶体，不影响质量和口感。

变质葡萄酒则颜色浑浊。

打开酒瓶，看木头酒塞上的文字是否与酒瓶标签上的文字一致，这是鉴别法国葡萄酒时可参照的依据。优质的葡萄酒喝后使人神清气爽，劣质酒则有刺激感。

如何鉴别名酒的真伪

从外形上鉴别

知名品牌的名酒除所用的酒瓶包装用料考究、制作精致外，有许多名酒都采用独特的瓶型。如茅台酒使用乳白色圆柱形玻璃瓷瓶，瓶身洁白，光滑细腻，摆在货架上非常醒目；五粮液有鼓形瓶和晶质瓶两种，瓶底和瓶身有“五粮液酒厂专用”字样；泸州老窖特曲使用的是异形瓶包装，瓶底有“泸州老窖酒厂专利瓶”字样。其他名酒瓶形外观也独树一帜，各具特色。这种特殊的酒瓶包装，有助于人们购买时辨识。

除了酒瓶造型各异外，用来封口的瓶盖也十分讲究。酒瓶大都使用金属防盗盖，材质优良，制作精湛，规格一致，一扭即断；瓶盖上的文字或图案印刷清晰工整，密封严谨，不会出现松动、易脱落或漏液的情况。而劣质酒包装瓶盖一般是手工制作，容易出现密封不严、松动脱落的现象，且文字图案模糊不清、易脱落，盖口不易扭断。

从包装上鉴别

通常情况，名酒的包装都是十分精致美观的，所用纸质优良，标贴印制规范精美，凹凸版印刷，图案文字清晰鲜明，套色准确，裁边整齐。劣质包装一般纸质较粗糙，图案文字不够清晰，色彩不够协调，套色不正，无凹凸印刷或印刷不明显。

为了不与假冒伪劣酒相混淆，国家名酒在包装或瓶盖上全部使用防伪标识，有激光全息防伪标志、荧光防伪标志、温度防伪标志或仿形防伪技术等。如茅台酒采用激光全息防伪标识，为“飞天”和“五角星”图案。

防伪标识从不同角度看，会呈现不同的色彩，而且只能使用一次，开启后不能复原。消费者根据防伪标识，就可鉴别其真伪。

从口感上鉴别

不同类型的名酒有着不同的口味特色。但不论哪种名酒，都具有酒液清澈、香气幽雅的特点，入口甘醇，甜而不腻，苦不持久，辣不呛喉，酸而不涩。劣质的假酒多数酒味刺鼻、入口呛喉、有杂味等。

有些名酒工艺独特，如董酒，在生产过程中会加入中药成分，口感有独特的药香味，为纯正董酒。

如何辨别洋酒

品种分类

洋酒中的知名品牌白兰地以法国生产的最为著名。

法国白兰地产区有两个：一个为干邑地区，另一个为雅马邑地区。法国干邑地区经过发酵、蒸馏和在橡木桶中贮存的葡萄蒸馏酒，称为干邑酒。雅马邑酒贮存方式不一样。

干邑酒的鉴别

在我国假冒情况最为严重的洋酒是干邑酒，因为干邑酒知名度最高，质量好，价格也较高。

鉴别干邑酒较常见的方法有：

查看洋酒标签上是否有中文标志及卫生检验检疫章，没有中文标志及卫生检验检疫章的洋酒可能是假酒。

正宗洋酒标签字迹清楚、轮廓好；假酒标签字迹模糊、不规则。

正宗洋酒液体金黄透亮；假酒则暗淡、光泽差。

正宗洋酒瓶盖上的金属防伪盖与瓶盖连为一体；假酒的防伪盖则是粘上去的。

正宗洋酒防伪标志在不同的角度下可出现不同的图案变换，防伪线可撕下来；假酒的防伪标志无光泽，图案变换不明显，防伪线是印上去的。

正宗洋酒金属防伪盖做工严密，塑封整洁、光泽好；假酒瓶盖做工粗糙，塑封材质不好，光泽感差。

夏天要喝好啤酒

啤酒的种类主要有淡色啤酒、浓色啤酒、黑色啤酒、熟啤酒、生啤酒、鲜啤酒、特种啤酒等品种，其中特种啤酒又分为干啤酒、冰啤酒、低醇啤酒、无醇啤酒、小麦啤酒、浑浊啤酒、果蔬类啤酒（果蔬汁型、果蔬味型）等。在炎炎夏日，喝上一罐啤酒，可以消暑解渴。

品种分类

我们通常说的生啤酒、鲜啤酒和熟啤酒，是从生产工艺的不同来区分的。

生啤酒不经巴氏灭菌或瞬时高温灭菌，采用物理过滤方法除菌，具有生物稳定性。

鲜啤酒不经巴氏灭菌或瞬时高温灭菌，具有生物稳定性，酒体中保留着大量的酵母菌，口味新鲜，风味浓厚，具有一定的营养价值。但鲜啤酒保质期短，不易长期贮存。

熟啤酒采用巴氏或高温瞬间杀菌，可以长期贮存，不发生沉淀和混浊。

选购要点

选购啤酒时，首先选择大中型企业生产的国家名牌产品。

其次，啤酒瓶的包装也值得注意。不要购买标签标识不规范，使用捆扎包装或非B字标记玻璃瓶包装的啤酒，而要买国家标准规定的符合要求的“B”字啤酒瓶，以杜绝食品安全事故的发生。“B”字啤酒瓶即在啤酒瓶底以上20毫米范围内印有专用标记“B”，并有生产企业标记、生产的年份和季度等标识。该类酒瓶的安全性高于非“B”字瓶。而非“B”字瓶包装的啤酒遇碰撞或受热不均时，可能会爆炸。

再次，可以用看、闻、尝的方式来判断质量的优劣。

看日期。查看瓶装啤酒是否超过保质期。啤酒过期则质量下降，不能饮用。

看色泽。将啤酒倒入洁净干燥的大口无色透明的玻璃杯中。优质浅色黄啤酒应呈微带青色的金黄色；黄啤酒应呈淡黄色或淡黄带绿色，暗褐色的为劣质啤酒；优质黑啤酒应呈黑红色或黑棕色，劣质啤酒呈黑褐色、浅红或棕色。

优质啤酒酒液清亮透明，有光泽，无悬浮物及沉淀物。注入杯内，升起的泡沫高度不应低于3厘米，泡沫洁白细腻，维持时间可达4～5分钟；次等的啤酒，泡沫升起的高度低，泡沫微黄、质地较粗，维持时间不持久，或者无泡沫。

闻香气。优质啤酒具有显著的麦芽清香和酒花香气；次等啤酒麦芽清香和酒花香气不明显；劣质或变质啤酒无麦芽和酒花香气，甚至会有异味。

尝味道。正宗啤酒具有来自酒液中的二氧化碳气味和酒花的独特风味。优质黄啤酒入口清爽，没有异味、涩味，口感细腻；红啤酒先苦后甜，余味绵长；黑啤酒则味道香浓。劣质啤酒不仅口味平淡，甚至会带有苦味、涩味、酵母臭味等。

食用指南

啤酒的最佳饮用温度在8℃～10℃。啤酒所含二氧化碳的溶解度随温度而变化，适宜的温度可以使啤酒的各种成分协调平衡，口感更佳。

啤酒不宜冷冻保存。啤酒的冰点为零下1.5℃，冷冻的啤酒会破坏营养成分，使酒液中的蛋白质发生分解、游离。如果大量痛饮冷藏的啤酒，不利于身体健康，过凉的啤酒容易引发胃痉挛，严重者会导致胃出血等。所以，喝啤酒最好选择常温的。

乳酸菌饮料的差别

在烈日炎炎的夏季，口味酸酸甜甜的乳酸饮料可以说是最畅销的饮品。可是，饮料瓶上的各种标识也会让人头晕，“乳酸菌饮料”、“乳酸味饮料”、“乳酸饮料”，这些饮料究竟有什么差别？

专家指出，乳酸饮料可分为发酵型和调配型两种。牛奶经过乳酸菌发酵后制成的，属于发酵型乳酸饮料；用牛奶、水、白糖、柠檬酸或乳酸配制而成的，则属于调配型乳酸饮料。调配型乳酸饮料不经过发酵，没有乳酸菌及乳酸菌代谢物。

采购要点

在各种乳酸菌饮料的产品标签上一般都会标明产品类型，可以通过阅读标签产品说明来分辨和购买。

含有乳酸菌的饮料营养要高。牛奶中含有丰富的钙、蛋白质等营养物质，但由于有的人患有乳糖不适症，喝牛奶后会产生反胃、腹胀、腹泻等现象，无法充分吸收牛奶中的营养成分，而乳酸菌饮料可以解决这一难题。乳酸菌发酵后，可将牛奶中的大分子蛋白质降解为小分子氨基酸，乳糖降解为乳酸，便于人体消化和吸收。此外，在生产乳酸菌饮料的过程中还会产生大量维生素、氨基酸等对身体有益的物质。

调配型乳酸饮料由于没有经过发酵，不能将蛋白质和乳糖降解。有乳糖不耐症的人仍然不能充分吸收其营养。

所以，发酵型乳酸饮料要比调配型乳酸饮料更营养一些。

食用指南

乳酸菌饮料又分为活性和非活性两种。活性乳酸菌饮料指饮料里的乳酸菌仍然存活，营养价值比较高，但保存时间短；非活性乳酸菌饮料是指经过高温杀菌，使饮料里面的乳酸菌死亡，营养价值不如活性乳酸菌饮料高，但保存期比较长。

对于老人或不宜喝凉饮料的人，可以将袋装乳酸菌饮料放在温水里加热，这样就不会杀死乳酸菌，从而保证营养成分不被破坏。

蔬果汁饮料怎样鉴别

纯蔬果汁的鉴别

100%纯蔬果汁具有近似新鲜蔬果的色泽。选购时可以将瓶子倒过来，光照下，如果颜色特别深，说明色素过多，可能加入了食品添加剂。变质的蔬果汁瓶底有杂质，不能饮用。有的蔬果汁瓶底会有少量的沉淀物，这是蔬果纤维，不影响健康，可以正常食用。100%纯蔬果汁具有蔬果的清香味道；伪劣的蔬果汁有酸味和涩味。100%纯蔬果汁能够很好地保持新鲜蔬果的原味，入口酸甜适宜；劣质蔬果汁的蔬果味不新鲜或无味。

“颜色水”的鉴别

市场上有的商贩以糖精、香精和色素为原料配制成“颜色水”冒充果汁出售。配制的假果汁口感较差，无果糖成分，无清甜味，添加过量糖精和蔗糖的，口感发苦或过甜。为增加二氧化碳的含量，假饮料水会加入小苏打冒充碳酸饮料，所以假果汁饮料还可能有苏打味。

果汁和果露的鉴别

果汁饮料采用鲜果为原料，经压榨方法取汁，略带黏稠状，一般含可溶性固形物20%左右，与调味剂和水调制而成，如橘子汁、番茄汁、梨汁等。果露则不含果品成分，它是采用柠檬酸、食用色素、香精、食糖，经人工配制而成的。

果汁中含有果蔬天然的如碳水化合物、维生素、无机盐等营养物质，对人体健康有益，对某些疾病具有一定的防治作用。果露具有清凉解渴、提神醒脑等作用，如橘子果露、柠檬果露。但果露的营养成分主要是糖，一些果露用甜味剂代替糖，天然营养物质较少，营养价值比较低。相比之下，果汁饮料比果露饮料更有益于健康。

如何鉴别鲜榨果汁

在榨果汁时，高速旋转的刀片会把水果细胞分子全部破坏，除了维生素C，类黄酮、花青素等抗氧化成分也会有不同程度的损失。

商业生产中制作果蔬汁，先要对果蔬进行热烫处理，即把水果蔬菜在沸水中略微烫一下，让细胞组织变软，然后再榨汁。这样不仅维生素的损失变小，出汁率增加，还能让榨汁颜色鲜艳。

选购要点

在街头的饮品店里，如何判断是否是鲜榨果汁呢？

真正的鲜榨果汁，色泽自然；勾兑的饮料颜色鲜艳。如果用餐巾纸擦拭盛装果汁的器皿内壁，发现餐巾纸上留下的颜色鲜艳，而且长时间不褪色，则说明不是鲜榨果汁。

真正的鲜榨果汁，有自然的香味，甜味较淡，而勾兑果汁含有丰富的香精，香气浓郁或者甜味十足。

真正的鲜榨果汁，通常黏稠度都比较高，而勾兑果汁清澈稀薄。

食用指南

鲜榨果汁最多存放一天。鲜榨果汁应当现榨现喝，不可以存放太久，存放时间越长，维生素和抗氧化成分的损失越多，也会失去原有的新鲜美味。

要尽量减少果汁和空气的接触，避免氧化变褐。氧化变褐意味着果蔬中的多酚类保健成分接触氧气被氧化，抗氧化作用下降。

固体饮料的选购

固体饮料是指以果汁、动植物蛋白、植物提取物等原料制成的制品，形态呈粉末状、颗粒状或块状，饮用时可用水冲调。固体饮料分为蛋白型固体饮料和普通型固体饮料。蛋白型固体饮料如豆晶粉、麦乳精、豆奶粉；普通型固体饮料如速溶咖啡、菊花晶、速溶茶粉等。固体饮料具有食用方便、卫生，风味独特等优点，便于储存和携带，深受人们的欢迎。

选购要点

选购固体饮料时应注意：尽量到大商场或超市选购名牌产品，或大企业生产的产品，注意产品包装上要有QS标志和生产许可证编号。优质固体饮料松散呈粉状，颗粒大小均匀一致，无潮解结块，遇水溶化快，容器底部无杂质。挑选食品标签标注齐全及近期生产的产品。蛋白型固体饮料要注意标签配料表中主要营养成分的含量，如蛋白质含量。

食用指南

固体饮料所含营养成分在高温下容易分解变质，因此最好用50℃~60℃的温开水冲调。

琳琅满目的茶饮料

市场上出售的各类茶饮料可谓引人注目，十分畅销。面对各式各样的茶饮料，很多人在选择上常常犹豫不决，不知道买哪一种好。

食品鉴别

喝茶饮料要挑茶多酚含量最高、含糖量最低、其他配料添加最少的。

目前市场上茶饮料的质量差异较大，品名、标签等也不够规范。一些打着茶饮料名号的饮品实质上根本不含茶叶的健康成分——茶多酚，而只是添加了茶味香料。不少茶饮料只标注“绿茶”或者“红茶”，没有明确标注具体成分，配料表上也无“茶多酚”成分。有的包装上还明确标注添加金银花、菊花、荷叶、大麦等配料。

正宗的茶饮料，茶多酚的含量须≥300毫克/千克，其中绿茶茶多酚含量须≥500毫克/千克。茶多酚含量若不达标，为不健康饮品。

健康小贴士

瓶装茶饮料是一种饮料，而不是茶。茶饮料中的茶多酚、维生素含量都降低，而且加入了色素、白砂糖、香精、防腐剂等添加剂，营养价值并不高。因此，如果要追求健康和营养价值，应选择茶，而不是茶饮料。

如何鉴别茶叶的优劣

茶叶的质量一般可从茶叶的形状、色泽、香气、滋味、汤色等方面来鉴别。上等茶叶具有该类茶叶正常的外形及固有的色、香、味，不含非茶类物质，无异味、无霉变。

从嫩度鉴别

茶叶的鲜嫩度主要从芽头、叶质老嫩及条索的光润度、峰苗（即用嫩叶制成的细而有尖峰的条索）等几个方面来鉴别。上等茶叶芽头多、峰苗多、叶质细嫩；次等茶叶质老、质量轻。

上等红茶呈乌润光泽；次等红茶呈褐润和灰枯色。上等绿茶色泽嫩绿，光润，无梗、末和其他夹杂物；次等绿茶色泽翠绿、青绿或青黄，干枯不光润。

从香气鉴别

鉴别茶叶的香气是否浓郁，可以拿一撮茶叶放在手掌中，用嘴哈气，使茶叶受微热而散发香味。上等茶叶香气纯正，香味持久，无烟味、焦味、霉味、馊味或其他异味。可反复多试几次，以辨别香气的浓淡、强弱和持久度。花茶的香气主要从花香是否鲜浓持久来判断。

从冲泡过程中鉴别

茶叶的优劣还可以从泡茶的过程中鉴别。取一小撮茶叶放入150毫升左右的茶杯中，用开水冲泡，盖上杯盖。5分钟后，打开杯盖，先嗅杯中香气，再看汤色、品尝滋味，最后看茶叶的叶底。

汤色即茶叶内含有的物质成分被开水冲泡出的汁液所呈现的色泽，有深浅、亮暗、清浊之分。上等茶叶汤色明亮，纯净透明，无杂质；劣质茶叶汤色灰暗浑浊。上等红茶汤色红艳明亮，上等绿茶汤色嫩绿清澈。

用特殊工艺调配的多种口味茶叶经沸水冲泡后，大部分可溶性有效成分都进入茶汤，形成各异的味道。在茶汤温度降至50℃左右时口味最好。

喝一小口茶汤细细品味，不同种类的茶会带来不同的感觉，或浓茶，或清茶，或凉茶，或热茶，或果茶、蜜茶等；口味也各具特色，或鲜爽沁心，或温暖脾胃，或清凉解暑，或香气醇厚。将少许干茶叶置于口中慢慢嚼，也别有一番滋味。

从茶汤中鉴别

优质茶叶的茶汤色泽艳丽、澄清透明，无混杂；香气醇厚，浓郁持久，新鲜纯正，无异味。上等红茶茶汤红艳明亮、醇厚甘甜；绿茶茶汤碧绿清澈；乌龙茶茶汤呈鲜亮的橙黄色，鲜爽醇厚；花茶茶汤呈明亮的蜜黄色，清爽甘甜，花香浓郁，叶底绿色均匀。

劣质茶叶的茶汤色泽暗淡，透明度差，略有浑浊，味淡苦涩，叶底粗老。存放期过长的茶叶茶汤无光泽，色暗浑浊，香气淡，持续时间短，有的具有烟焦、霉变等气味。

品种分类

以下十大名茶是人们日常生活中常饮用的茶，这些名茶的主要特征和识别方法如下：

西湖龙井。盛产于浙江杭州西湖一带。上等西湖龙井茶扁形细嫩，条形整齐，宽度一致，呈绿黄色，手感光滑，芽叶均匀成朵，无碎片、杂质。细品茶汤，味道清香。

碧螺春。盛产于江苏洞庭山碧螺峰。上等碧螺春茶银芽显露，青绿幼嫩，均匀明亮。细品茶汤，沁人心脾。

信阳毛尖。盛产于河南信阳车云山。上等信阳毛尖茶外形紧细，光滑且直，银绿隐翠，香气新鲜，叶底匀整。细品茶汤，余味绵长。

都匀毛尖。盛产于贵州都匀县。上等都匀毛尖茶嫩绿均匀齐整，细小短薄，形似雀舌，条索紧细卷曲，毫毛显露，色泽绿润，汤色清澈。细品茶汤，清幽回甜。

君山银针。盛产于湖南岳阳君山。上等君山银针茶取自未展开的肥嫩芽头，均匀齐整，满披茸毛，色泽金黄有光泽，茶色浅黄。因冲泡时芽尖冲向水面，悬空竖立，然后徐徐下沉杯底，形如银刀直立，因此得名。细品茶汤，清新甜爽。

六安瓜片。盛产于安徽六安和金寨两县的齐云山。上等六安瓜片茶外形平展，不带芽和茎梗，绿色光润，微向上重叠，形如瓜子，水色碧绿，叶底厚实。细品茶汤，香浓回甜。

黄山毛峰。盛产于安徽歙县黄山。上等黄山毛峰茶细嫩微卷，肥壮匀齐，锋毫毕现，形如雀舌，叶呈金黄色；色泽嫩绿油润，水色杏黄明亮，叶底成朵。细品茶汤，醇厚回甘，余味无穷。

祁门红茶。盛产于安徽祁门县。上等祁门红茶条索均匀整齐，呈棕红色。细品茶汤，味道浓厚，醇和鲜爽。

铁观音。盛产于福建安溪县。上等铁观音茶“叶体重如铁，形美如观音”，条索呈螺旋状，砂绿光润厚实，散发天然兰花香气。汤色清澈金黄，耐冲泡；茶叶伸展后，青翠红边，明亮鲜艳。细品茶汤，醇厚甜美，入口微苦，立即转甜，茶香芬芳。

武夷岩茶。盛产于福建崇安县。上等武夷岩茶条索肥壮紧实，均匀整齐，呈扭曲形，汤色橙黄清澈；茶叶伸展后，叶底边缘呈朱红色，中央为黄绿色，叶脉为浅黄色；耐冲泡。细品茶汤，馥郁隽永，润滑爽口。

掺假花茶如何鉴别

网上一则有关“射阳有毒菊花”的报道引发人们热议。该消息称，射阳洋马镇每年出产大约2000吨的菊花，其中却夹杂有大约200吨用硫磺熏制的菊花。这种硫磺菊花如果用来泡茶，可致人体黏膜细胞产生变异，对呼吸道黏膜、消化道黏膜有严重的损害，对肝肾功能也有直接影响。

为了节省成本，传统的菊花制造工艺是通过硫磺熏蒸，破坏表面蜡质，起到干燥作用。但是硫磺熏蒸法已被国家禁用。

食品鉴别

真正的花茶是由鲜花窨制而成的。窨制是把鲜花放进经烘干冷却的茶坯中闷存一定时间，利用茶叶的吸附特性，使其充分吸收花的香味；然后把花筛去，再烘干，即为成品。高级花茶要窨制三次以上。而假花茶是将这种筛出的干花掺在低级茶叶中制成的。

在选购花茶时，如何鉴别硫磺菊花茶呢？

一般可从颜色和气味上即可辨别。贡菊的干品是略带黄色的，而颜色过白的菊花多半是用硫磺熏过。仔细闻菊花，没被硫磺熏过的菊花有淡淡的清香味，而被硫磺熏过的菊花有酸味。

健康小贴士

硫磺外观为淡黄色脆性结晶或粉末，有特殊臭味。在工业生产中，硫磺主要用于橡胶轮胎、烟花爆竹、农药、化肥、食品工业、日化助剂、工业制品等。

硫磺属低毒危险化工用品，其蒸汽及硫磺燃烧后产生的二氧化硫对人体有剧毒。过量硫磺进入人体肠内大部迅速氧化成无毒的硫代物，经肾和肠道排出体外，未被氧化的游离硫化氢，对人体有害。硫化氢是有毒物质，对胃肠黏膜、呼吸道有明显的刺激作用，影响中枢神经系统的功能。

如何鉴别蜂蜜的纯度

蜂蜜的养生价值数千年来流传已久，许多中外皇室贵族都形成了以蜜养生的习惯。蜂蜜富含果糖、葡萄糖和有机酸，被人们奉为滋补佳品。

面对超市货架上琳琅满目的蜂蜜，很多人觉得无所适从，不知道如何挑选。

从外观上鉴别

首先，从外观来看，挑蜂蜜不要选颜色特别透明的，也不要选色泽暗淡的。在蜂蜜产品标签上，凡配料表中写有除蜂蜜以外其他成分的都不是纯蜂蜜。

蜂蜜色泽的深浅，取决于蜂蜜中含有植物色素和有色矿物质的多少。正常色泽可分为水白色、特白色、白色、特浅琥珀色、浅琥珀色、琥珀色和深琥珀色7个等级。不同花种的蜂蜜颜色不同，如椴树蜜为浅琥珀色，颜色发红则说明此蜂蜜是经过高温处理的。同种蜂蜜颜色越浅，一般越新鲜。

真正的蜂蜜透光性强，颜色均匀一致，而劣质蜂蜜混浊、有杂质。

从形态上鉴别

其次，观察形态。买蜂蜜时，可以把瓶装蜂蜜翻转过来，纯正的蜂蜜会出现拉丝状态。试着用筷子挑一下蜂蜜，纯蜂蜜可以挑起来拉长丝，丝断后能回缩成珠状。掺假蜂蜜则挑起不成丝。

将纯正蜂蜜倒入清水中，会直坠杯底，不易散开。或取蜂蜜数滴，滴在不光滑的白纸上，优质的蜂蜜含水量低，滴落后成珠状，不会散开，也不会很快渗入白纸中；而掺水蜂蜜滴落后很快浸透白纸，并渐渐散开；散开速度越快，掺的水分越多。

蜂蜜会出现结晶现象，这与温度有关，纯蜂蜜储存温度在5℃～13℃条件下就会结晶。假蜂蜜不易受温度影响。纯正蜂蜜的结晶，用手捻时绵软易化，无砂粒状，否则就可能是掺假蜂蜜。

从气味或味道上鉴别

再次，闻或品尝味道。不同花源的蜂蜜有其独特的香味，纯蜂蜜气味天然，有淡淡的花香。不纯的蜂蜜闻起来会有糖或人工香精味，掺有香料的蜂蜜有异常香味。

品尝蜂蜜时不能兑水，否则试不出原味。不同的蜜种其口味不同。纯蜂蜜口味醇厚，芳香甜润，入口柔软，持久留香；不纯蜂蜜口感甜味单一，没有芳香味，结晶体入口即化，有涩味，略有黏性。

咖啡的选购

咖啡树的果实种子即咖啡豆，呈半圆形有沟纹，经炒熟后制成咖啡粉，呈棕褐色，有特殊香气，咖啡粉经煎煮后即可饮用，如将汁浓缩再干燥即成速溶咖啡。

纯正咖啡含有咖啡碱，具有特殊香气。劣质咖啡一般是过期或密封不严受潮造成结块，香气明显变化，有异味。还有的在咖啡中掺入菊苣根粉，或将谷物、豆类焙炒粉碎后掺入咖啡以冒充纯正咖啡，但口味与纯咖啡有很大的差别。

速溶咖啡是咖啡豆经焙炒和粉碎后得到纯咖啡，再经提取和真空浓缩而成的粉粒状咖啡，可以随时冲泡，入水即溶，无漂浮、无渣滓。

速溶咖啡的鉴别

鉴别速溶咖啡的质量，可以分冲泡前和冲泡后两个阶段进行。

冲泡前，优质速溶咖啡因品种和工艺不同而呈棕色到深褐色，形状为不规则颗粒，夹杂有部分细粉末，具有咖啡独有的香气。劣质速溶咖啡色泽深暗，有的呈铁黑色；因受潮或其他原因而有结块、结团现象；咖啡的焙炒香味淡，或者有浓烈的焦糊味。

冲泡后，优质速溶咖啡溶解完全，没有渣滓和悬浮物；汤汁色棕红而明亮；具有浓郁的咖啡香；加糖后具有适口的苦味和酸味。劣质速溶咖啡溶解后杯底有沉淀物；汤汁颜色偏暗，呈棕黑色；香气淡，而焦糊味浓；

加糖后饮用则苦味和酸味均浓重。

新鲜研磨的口味非常纯正的咖啡，其最佳饮用期只有两个星期。如果购买新鲜焙炒的咖啡豆，在饮用时自己研磨成咖啡粉，这样的咖啡口味会更好。

选购要点

选购咖啡时应注意以下几点：

选择好的包装。采用密封罐装和真空包装能较好地保存咖啡原有品质，而纸袋及非密封袋装则会影响咖啡固有的品质。

不同牌子的咖啡品质不同，口味也不一样。例如麦氏咖啡与雀巢咖啡都是特定的混成品，制作时所选的咖啡豆品种、焙炒方法及成品配方都不相同，其风味各异。可根据个人口味选购不同品牌。

咖啡是不耐贮存的饮品。盛咖啡的容器一旦打开并暴露在空气中，咖啡醇等香精油会逐渐散失，不饱和油也会逐渐氧化。如果咖啡在空气中放置太久，会失去固有的香味。所以，咖啡一次不宜购买太多。

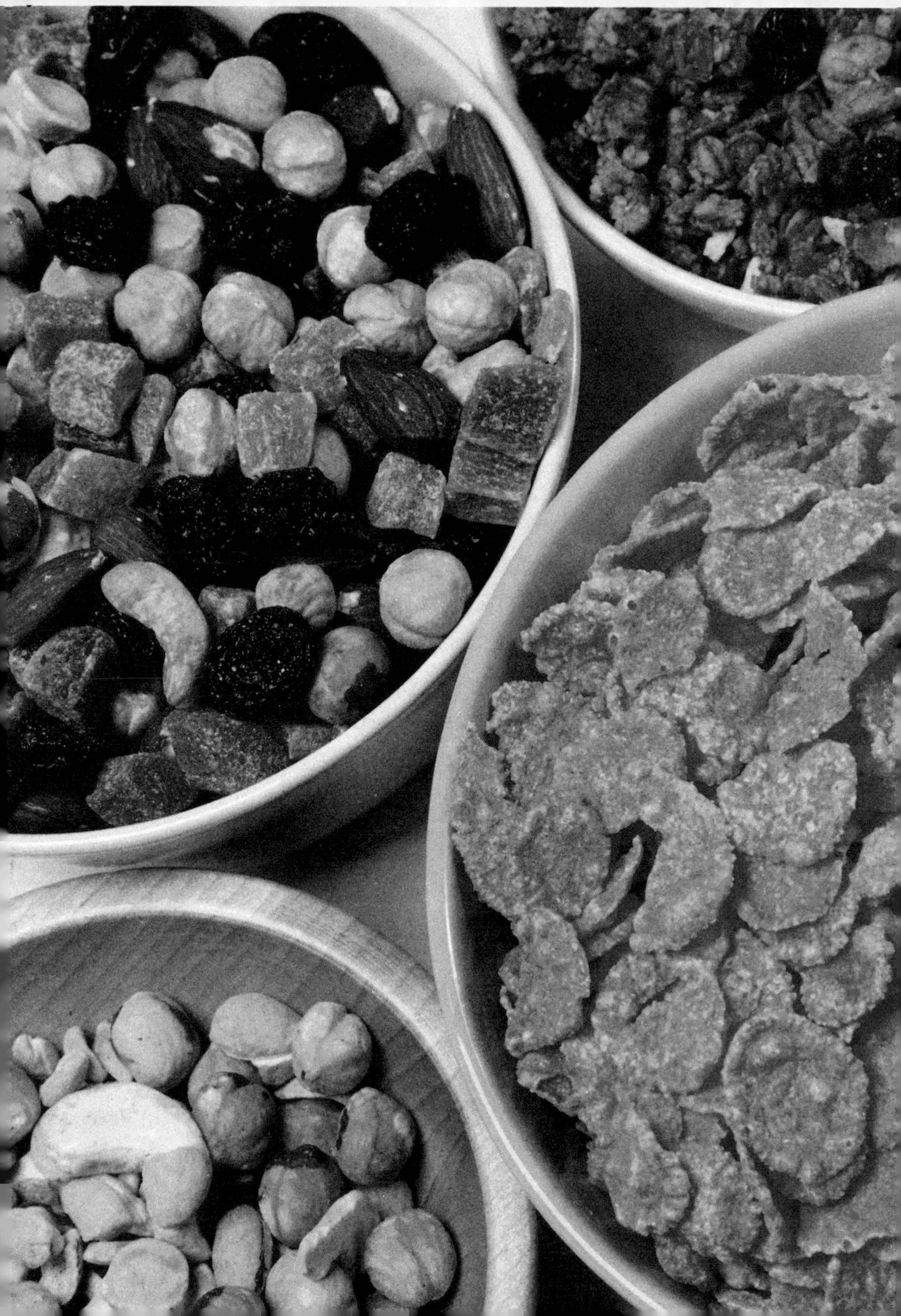

第11章

将有毒的食物拒之门外：干货类

干货零食在各大超市中几乎随处可见，种类繁多、口味各异的瓜子、果干、鲜枣，不仅是儿童的最爱，更深受青年白领的追捧。在休闲的假日、工作闲余时刻，备上一些健康的零食，已成为当今饮食的风尚潮流。

坚果的安全选购

坚果类食品种类繁多，包括人们熟悉的传统坚果，如西瓜子、南瓜子、葵花籽、花生、核桃、松仁、榛子、香榧果、栗子等，而进口坚果如开心果、大杏仁、腰果、夏威夷坚果、美国山核桃、巴西坚果等，深受人们的喜爱。

品种分类

开心果口感酥脆，营养美味，是办公室的上班族最受青睐的坚果食品。开心果原产于中东地区，其健康价值概括为“两低一高”，即低卡路里、低脂肪、高纤维，果实中富含纤维、维生素A、B族维生素和丰富的维生素E、矿物质和抗氧化元素等营养成分，经常吃开心果，可以增强体质、抗衰老。开心果含有大量的抗氧化叶黄素，这种物质对眼睛具有良好的保健作用。另外，开心果所特有的饱腹感会保护肠胃健康。

杏仁营养价值很高，它的营养比同重量的牛肉高6倍。果仁内富含植物油、蛋白质、淀粉、糖，并含有少量维生素A、维生素B_1、维生素B_2和消化酶、杏仁素酶，以及钙、镁、钠、钾、铁、钴等矿物质微量元素。杏仁是传统的健身滋补品，长期食用，有助于增强身体抵抗力。

腰果仁是名贵的干果和高级菜肴，含蛋白质达21%，含油率达40%，各种维生素含量也都很高。

夏威夷坚果也称为澳洲坚果，壳很厚，如葵花籽有熟制的果仁味，口感浓香。

美国山核桃又称为长寿果，不同于普通核桃，果仁味道香甜。

香榧子(香榧果) 有种非常独特的风味，有咖啡豆的微苦口感。

巴西坚果也称鲍鱼果，类似葵花籽，有熟制的果仁味。

选购要点

如何挑选优质的开心果？营养学家建议，优质开心果不漂白、自然开，颗粒大，果实饱满，果壳呈奶白色，果衣呈深紫色（富含花青素，可保护心脑血管），果仁为翠绿色（富含叶黄素，可保护视网膜），开口率高。如果开心果果壳呈现不自然的白色，或果衣变成黄褐色，可能是漂白过的产品，这样的开心果不仅营养流失，而且有害身体健康，不宜食用。

选购坚果时，优质的果仁具有坚果固有的外形、色泽，无虫蛀、霉变和异味，无苦味、涩味及哈喇味，口感松脆，味道香甜。坚果中的油脂容易氧化变质，所以购买坚果最好选带包装的，并且包装严密、无胀袋现象。应避免买散装坚果。

坚果类食品有生、熟之分。通常经过烹炒烘焙的熟瓜子、花生、糖炒栗子等，为熟制食品，可直接食用；而未经过加工的则为生坚果。坚果最好是吃经过加工熟制的，由于坚果油脂含量较高，一次不宜吃得过多。

板栗的安全选购

古人称颂“果中栗，最有益”。板栗俗称栗子，是我国特产，素有“干果之王”的美誉，在国外被称为“人参果”。

营养功效

秋季正是板栗上市的季节，板栗富含维生素、胡萝卜素、氨基酸及铁、钙等微量元素，长期食用可达到养胃、健脾、补肾、养颜等保健功效，对于脾胃虚寒的人有很好的食用和药用价值。

板栗不像核桃、榛子、杏仁等坚果那样富含油脂，它的淀粉含量很高。干板栗的碳水化合物达到77%，鲜板栗的蛋白质含量略高于煮熟后的米饭，且富含维生素B_1、维生素B_2，所以栗子的营养与粮谷类相当。板栗所含的维生素C比西红柿还要多，所含的钾、镁、铁、锌、锰等矿物质比苹果、梨等水果高得多，其中含钾量比苹果高4倍。栗子富含膳食纤维，低血糖、糖尿病人也可适量食用。

选购要点

栗子老少皆宜。挑选板栗时，优质板栗外壳鲜红带褐、紫、赭等色，外形呈半圆形，有光泽感，无杂斑、无虫眼。如果外壳变色、无光泽或带黑斑，则表明果实已被虫蛀或变质。用手捏栗子，优质板栗颗粒坚实，果肉丰满；如颗粒空壳，则表明果肉已干瘪或酥软。将一把栗子放入手里摇，有壳声，表明果肉已干硬，可能是隔年板栗。

优质板栗的果仁呈淡黄色，果肉结实、肉质细腻，水分少，甜度高、口感香糯，有浓郁的果仁味道；劣质板栗或隔年板栗的果肉干瘪或坚硬，口感差，甜度差甚至略带苦味。

健康小贴士

选购板栗不要一味地追求果肉的色泽洁白或金黄，因为金黄色的果肉有可能是经过化学处理的栗子。炒熟后或煮熟的板栗果肉中间会发褐，这是由于果肉所含酶类发生褐变反应所致，是正常现象，不影响食用。

板栗有油栗和生栗之分，油栗适于炒食，而生栗多用于烹制菜肴。从外观上看，二者区别不大。油栗果仁略小，外壳呈黑褐色，有油质光泽，皮易剥离，口感甜香软糯；生栗果仁较大，皮稍难剥离，含糖较低。市场上有时会用生栗冒充油栗，如果购买时不注意区分，会将生栗当作油栗来买。

榛子的安全选购

优质榛子个大圆整，壳薄白净，果实饱满，表面干燥，含油量高。

食品鉴别

挑选方法主要是看果仁。优质榛子果仁丰满，不干瘪；仁衣呈黄白色，仁衣泛油则是变质的标志。优质榛子果仁肉白净、新鲜，口感松脆；劣质榛子果仁全部泛油，手感发黏，呈黑褐色，带有哈喇味，不能购买。

抓一把榛子称重或用手掂量一下，皮薄仁多的榛子手感沉实，果仁饱满；手感过轻，则说明榛子里空壳较多。

选购要点

选购榛子时，优质榛子皮较薄，果仁较大，宜嗑开，果仁表面光滑，无木质毛绒，出仁率90%～95%，味道香浓。如果榛子皮较厚，果仁较小，不宜嗑开或需借助工具嗑开，出仁率60%～75%，带木质毛绒，这样的榛子不宜消化，口感不好。经常掺有半仁的榛子，味道微香。

如果榛子用手一拍即开，仁香酥脆，或者如果榛子皮有裂缝，用手沿裂缝掰一下即开，且果仁饱满光滑，为优质榛子。

核桃的安全选购

核桃又称胡桃，营养丰富，味道鲜美。据营养专家测定，每公斤核桃仁相当于5公斤鸡蛋或9公斤鲜牛奶的营养价值。每100克核桃仁可产生670千卡热量，是同等重量粮食所产生热量的两倍。

山核桃又名小胡桃，具有桃仁大、外壳薄的特点，是旅游休闲和馈赠亲友的最佳食品。山核桃果仁富含蛋白质、氨基酸以及钙、镁、磷、锌、铁等矿物质元素，有很高的营养价值，具有润肺强肾、降低血脂、预防冠心病之功效。

营养功效

现代医学研究认为，核桃中的磷脂对脑神经有良好的保健作用。核桃油含有不饱和脂肪酸，具有防治动脉硬化的功效；核桃仁中含有锌、锰、铬等人体不可缺少的微量元素，有增强胆固醇代谢和保护心血管的功效；核桃仁具有镇咳平喘作用，对治疗慢性气管炎和哮喘有神奇的疗效。经常食用核桃，可强身健体、抵抗衰老。

核桃无论是配药用，还是生吃、水煮、做糖蘸、烧菜，都有补血养气、补肾填精、止咳平喘、润燥通便等功效，常用于治疗神经衰弱、高血压、冠心病、肺气肿、胃痛等症。学生经常吃核桃，可健脑，增强记忆力。核桃生食营养损失最少，在收获季节不经干燥取得的鲜核桃仁更是美味。

核桃虽然富含营养，但不可多吃。核桃仁所含的脂肪，含有利于清除胆固醇的不饱和脂肪酸，但脂肪本身具有很高的热量，如果过多食用会适得其反。一般来说，每天服用核桃仁40克左右即可，大约相当于四五个核桃。核桃仁含鞣酸，可与铁剂及钙剂结合降低药效。吃核桃仁时应少饮浓茶。有的人喜欢将核桃仁表面的褐色薄皮剥掉，这样会损失掉一部分营养，所以不要剥掉。

常吃核桃不仅可以减少人体内“无益”胆固醇的含量，降低患心血管疾病的概率，而且对糖尿病人来说也十分有益。核桃仁中富含丰富的维生素E、亚麻酸以及磷脂等，孕妇经常吃核桃仁，能促进胎儿的血管生长和发育。

选购要点

如果是选购带皮核桃，优质核桃外壳薄而洁净，果肉丰满，肉质洁白；次质核桃外壳较厚，果肉干瘪，有虫蛀现象；劣质核桃外壳坚硬，干瘪无肉，果肉有哈喇味或生有蛀虫。核桃保存不当很容易霉变，霉变的核桃不能食用。挑选时还要注意，核桃外壳是否有破损现象，如外壳破损，会对桃仁造成污染，不宜购买。

如果是选购核桃仁，应观察核桃仁果肉的颜色，优质的核桃仁呈淡黄色或浅琥珀色，如果颜色过深，说明可能是从陈年的核桃中剥离出的。如果核桃仁有油蚝味，说明已酸败变质，不能食用。

枣的安全选购

优质的大枣特点是色泽深红，肉厚饱满，核小或无核，味道香甜；掰开枣肉不见纹丝(断丝)，肉色淡黄，干燥而不黏手，果肉紧实。

已完全成熟的鲜枣，枣皮呈紫红色，颗粒饱满、有光泽。而未成熟的枣皮色青绿，没有光泽，口感酸涩。如果深红色枣皮中带有锈条、斑点，则可判定为枣的存放时间过长；如果表皮过湿或有大小不同的烂斑，可断定为浇过水的枣，这种枣不易久存。

鲜枣的选购

选购鲜枣尽量挑选八成熟的枣品尝，如口感松脆香甜，可判定为已成熟的枣；如果不甜且发涩，为生枣；如果口感坚韧且发艮，缺少水分或有绵软感，说明鲜枣的质量不佳。

有的枣农为了使枣的成熟期提前，会通过人工方法将生枣变熟枣、青枣变红枣。经过人工改造的枣，与自然成熟的鲜枣的枣红色不同，成熟鲜枣呈有光泽的枣红色，而“改造鲜枣”缺乏光泽且发暗，并带褐色，口感上也不如自然成熟的鲜枣甜脆。

红枣、黑枣的选购

红枣、黑枣是鲜枣的干制品，营养丰富，富含蛋白质、脂肪、糖类、多种维生素等。红枣含维生素C和钙、铁，有很高的药用价值，多用于补血益气、美容养颜的调理配方原料，对贫血症状有一定疗效。女人常吃红枣，可容光焕发，肤色红润，保持年轻。

红枣有大小之分，大红枣呈圆形或短圆形；小红枣果小，呈圆柱形。选购红枣时应注意：优质红枣皮色紫红，果大而均匀，果形圆整，皱纹少、痕迹浅、皮薄核小、肉质厚而细实；劣质红枣皱纹多且深，果形干瘪，如果枣蒂穿孔，或果皮带虫眼，掰开果肉有咖啡色或深褐色粉末，说明已被虫蛀，不能食用。干燥的红枣果肉不松泡，质细结实；受潮的红枣松软发黏，易霉烂变质。

黑枣也称乌枣，口感柔软酸甜，老少皆宜。优质黑枣皮色乌黑亮泽，黑里泛红；劣质黑枣皮色乌黑无光泽、黑色带黄或呈褐红色。

果脯蜜饯的安全选购

我国有“南蜜饯、北果脯”之说，南方多湿态制品，北方则多干态制品，因此又称“北脯南蜜”。果脯蜜饯常常作为馈赠亲友的礼品，也是青年白领较青睐的休闲食品。果脯蜜饯类食品虽然味道酸酸甜甜，但在质量上却潜藏着很大的健康隐患。果脯蜜饯风味虽佳，也要吃得安全。

市场上一些果脯类食品企业被抽查出二氧化硫超标。二氧化硫是食品加工中用于保鲜，以延长保质期的化学用品，国家严格规定，用于食品中的含量不得超过每公斤50毫克。

健康小贴士

食品中二氧化硫含量超标将损害人体健康，主要是损伤肝脏。儿童如果长期吃话梅之类的蜜饯，二氧化硫积蓄过量，会影响生长发育。因此，选购质量过关的果脯蜜饯十分重要。

采购要点

果脯蜜饯食品最好到大型超市、商场购买。购买时，最好选带独立包装的，不要购买包装简陋或无包装的产品。产品外包装上要标明名称、配料表、净含量、制造商或经销商的名称和地址、生产日期、保质期或保存期、产品标准号等。尽量不买散装的，一些小商贩摊位上的果脯蜜饯也不宜购买。

打开包装后，注意有无异味和杂质。质量好的果脯蜜饯，果肉肉质细腻，糖分均匀分布和渗透，颗粒饱满，无皱缩残损、破裂和表面缺陷的现象，形状完整，大小均匀，表面附着均匀的糖霜，表面干湿程度基本一致；劣质的果脯蜜饯杂质较多，果肉粗糙，口感较硬，味道不甜或有异味，外观颜色暗淡，形状和大小不均，表面糖霜薄厚不均或无糖霜。表面过干或者过湿的果脯蜜饯都不宜购买，这种食品可能是存放时间过长，也可能会容易腐坏变质。

食用指南

因果脯蜜饯食品通常含糖量较高，对于糖尿病患者等不宜过多摄入糖分的人群，最好选择低糖型果脯蜜饯。有的果脯蜜饯含有较高盐分以及甜味剂、防腐剂和色素等添加剂，儿童应适量食用，一次不能吃得太多。

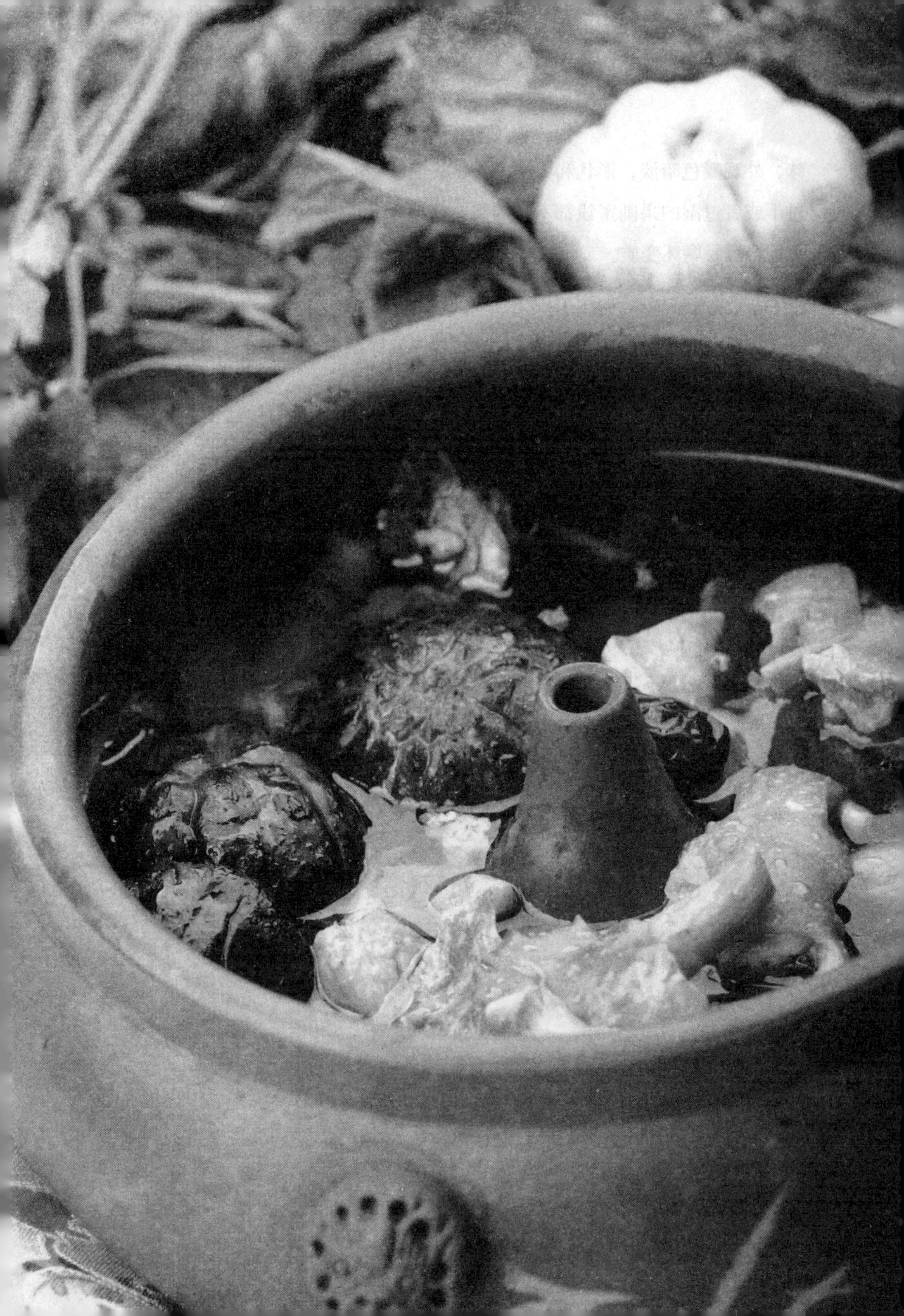

第12章

食物随便吃要不得：膳食平衡和搭配

平衡膳食是一种有利于生长发育、维护身体健康而合理适当的科学膳食方法。平衡膳食的原则是多种食物经过科学调配，使提供的热能和各种营养素与人体的需要之间取得平衡，既不过剩也不欠缺，相互配合而不失调，供需之间达到营养平衡。

平衡膳食，饮食要有合理性

饮食与我们的身体健康密切相关。饮食科学合理，能够保证生命肌体正常运转，反之则有损健康。

不合理的饮食会使营养摄入不平衡，导致营养过剩或营养不良。而体内的营养不平衡，会影响身体的内部环境，阻碍新陈代谢，加速肌体衰老。由于肌体逐渐衰老、退化，各组织器官的生理功能减退，尤其是胃肠道消化功能减弱。一些心脑血管疾病以及糖尿病等，很大原因是由不合理饮食导致的。

虽然食物的种类繁多，但各种食物所含的营养成分和比例是不同的。没有任何一种天然食物能够提供人体所需要的全部营养素。所以，我们每天要摄入和补充各种各样的食物，包括蔬菜、水果、五谷杂粮和肉、蛋、乳制品以及一些副食，只有多种食物合理摄入，才能达到均衡营养，满足健康的需要。

合理膳食，粗细搭配

任何单一的食物都不能提供人体所需的全部营养素，所以食物需多样化，取长补短。营养专家提倡的平衡膳食，目的就是更好地改善人们的营养状况，促进身体健康，预防疾病。

谷类食物是我国传统膳食的主体，大部分维生素、矿物质和膳食纤维都存在于谷类食物中，我们日常生活也多以大米、面粉、玉米等为主食。谷类食物能够满足我们体内的能量需要，为了合理膳食，应粗细搭配。

蔬菜和水果富含维生素、矿物质和膳食纤维。有些水果含有的果糖、葡萄糖、果胶、柠檬酸、苹果酸等物质，是其他食物无法代替的。而蔬菜则富含维生素及微量元素、膳食纤维，这些是人体所必需的物质。蔬菜、水果对增强抗病能力、保护心血管健康有着十分关键的作用。尤其是儿童，为了成长的需要，更应多吃蔬菜和水果。

奶类、豆类制品富含优质蛋白质、维生素和钙，是天然钙质的最佳来源。膳食中如果摄入的钙不足，会引发骨质疏松症。豆类富含不饱和脂肪酸、优质蛋白质、钙及维生素B_1、维生素B_2、烟酸等。对女性来说，豆制品是天然的美容食品。

鱼、禽、蛋、瘦肉等动物性食物也是日常饮食不可或缺的营养补充，每天适量地吃一些鱼肉、猪肉、鸡蛋等，可以增强体能和免疫力，补充蛋白质和能量。

健康小贴士

通常用“膳食宝塔结构图”来形象地说明平衡膳食的必要性和合理性。

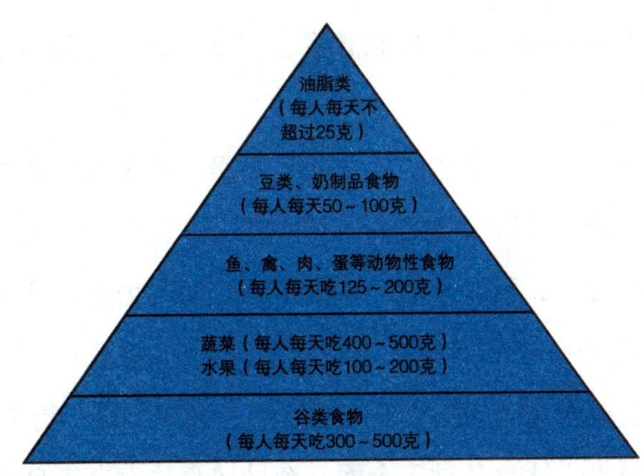

膳食宝塔结构图

食性与体质

饮食与人的健康密切相关。只有饮食合理，使人的体质与食物的性状相符合，身体才会健康。

中医将食物的宜忌作为健康饮食的重要环节。《素问·藏气法对论》中有“五谷为养、五果为助、五禽为益、五菜为充，气味合而服之，以补益精气”之说。

食物的食性

中医认为，阴虚体质的人忌热性辛辣食物。肺燥热时，食辛辣食物易诱咯血；肝热者则易诱发头痛。阳虚体质的人禁忌生冷食物，肺肾阳虚，有咳嗽者食生冷则发病，引发消化不良、腹泻等症；过敏体质的人吃鸡蛋过量会引发腹痛，吃鱼、虾蟹等海鲜食物易发荨麻疹等过敏性症状。

饮食习惯导致体质差异

生活环境和条件不同，饮食习惯也各有差别，逐渐形成相应的体质差异。

一般来说，饮食过少的人容易因营养不良而体质较弱，表现为体形瘦小，体质虚弱；而饮食过量而且胃口很好的人，容易因吃得过多而体质较强，表现为体形丰腴，身强力壮。但饮食最忌饥饱无常，过于节食或饱食无度，都会严重影响健康，一些肥胖症、“富贵病”等都是因饮食不合理所致。

《读医随笔》说：“富贵之人，安居厚奉。脏腑经络莫不痰涎胶固，气机凝滞不能流通，故邪气据之而不得去者，非正气之不足，乃正气之不运也。……贫贱之人，黎藿不充，败絮不暖，四时力作，汗液常泄，荣虚卫散，经脉枯槁……故其邪气之不去者，非正气之不运，实正气之不足也。”所以，应根据身体的需要而健康饮食，合理摄取食物量。

偏食的人因摄入饮食品种不全面，会导致身体发育不良或容易患病。中医认为，人的脏腑气血的阴阳与食物之五味相对应，如果长期偏食，可造成脏腑气血偏盛或偏衰，导致脏腑机能失调。

口味不宜有偏颇

《素问·生气通天论》曾记载：“味过于酸，肝气以津，脾气乃绝；

味过于咸，大骨气劳，短肌，心气抑；味过于甘，心气喘满，色黑，肾气不衡；味过于苦，脾气不濡，胃气乃厚；味过于辛，筋脉沮弛，精神乃央。”

在日常饮食中，任何偏向单一口味，如偏甜、偏辛辣、偏咸、偏酸，都容易造成身体一定营养的缺失，长久下去容易形成疾病。

饮食与时令

春季饮食须知

春季阳气渐盛，饮食应注重清淡，多吃新鲜蔬菜以补充需要；避免吃油腻食物，多食富含维生素B的食物，忌食油腻辛辣，以免助阳外泄。

中医认为，阳春三月，肝气生发，肝阳易升，容易引起头昏头晕症，故宜吃有清肝养肝作用的食物。唐代孙思邈在《千金方》中说：“春七十二日，省酸增甘，以养脾气。”人体在春天会随着自然春阳之气向外疏发，新陈代谢的速度明显加快，营养消化也会相应增加。冬日营养摄取的不足可以在春季得到补充。

“春天里来日渐暖，厚味饮食应转淡，时鲜蔬菜要多食，酒肉辛辣要少吃。”意思是说，春季饮食应多进食高热量食物，除谷类制品外，还可选用黄豆、糯米、芝麻、核桃、花生等食物。冬季寒冷会加速体内蛋白质分解，导致抵抗力降低从而易致病。所以，早春期间需补充优质蛋白质，可以多食鸡蛋、虾、鱼类、牛肉、鸡肉、兔肉等，这些食物中富含蛋氨酸，具有使人体耐寒的功能。蔬菜方面，春天可多吃些黑木耳、蘑菇、银耳等食用菌，对人体肌肉、心、脑等细胞的功能起主导作用；富含维生素和矿物质的食物，如小白菜、雪里红、柿子椒、番茄等深色蔬菜；摄取富含维生素A的胡萝卜、苋菜等黄绿色蔬菜，可以抵抗各种致病因素的侵袭；摄取富含维生素E的青色卷心菜、花菜、芝麻等，可以提高人体免疫功能，增强抗病力。适宜春季食用的水果有柑橘、柠檬。

夏季饮食须知

夏季天气炎热，人体代谢加快，体内消耗增加，蛋白质分解加速，胰脏和胃肠消化功能减弱，人们的食欲也会下降。所以，夏天的饮食应以清淡、清热为主，避免肥腻燥热的食物。

夏季容易使人的肌体大量出汗，导致水、盐大量流失。随汗液流失的钾离子也比较多，易造成人体低血钾现象，引起食欲不振、倦怠无力等症状。所以，夏季应多吃含钾食物，如大葱、芹菜、毛豆以及草莓、杏、荔枝、桃子、李子。茶叶中含有较多的钾，热天多饮茶，既消暑又补钾。

在饮食滋补方面，可选择鸭肉、虾、鲫鱼、瘦肉、香菇、银耳、薏米等清淡具有滋阴功效的食品，此外还可吃绿豆、扁豆，可以解暑。夏天多食鱼类、瘦肉、鸡肉、蛋、奶和豆制品等优质蛋白质食品，可满足夏季身体物质代谢需求。盛夏时节，在补充水分的同时要注意补充盐分，应多吃黄瓜、番茄、西瓜、豆类及其制品、动物肝脏、虾皮等。夏季吃点苦味蔬菜大有裨益，如苦瓜、苦菜、莴笋、芹菜、莲子、百合等都是最佳选择。

夏季也应适量补充肉类食物。鸭肉富含蛋白质，特别适合体内有热、易上火的人食用。

俗话说“冬吃萝卜夏吃姜”，生姜中的姜辣素能刺激小肠，使肠黏膜的吸收功能增强，从而起到开胃健脾、促进消化、增进食欲的作用。

秋季饮食须知

秋天气候干燥，人体容易缺少水分。“秋燥”的天气容易使人体内功能失调，免疫力下降，引发感冒、呼吸道疾病、腹泻等，同时秋季虚火、肝火较旺盛。为适应“秋燥”，可以通过饮食来调节。

秋季气候的燥热以肺为主。可以白天喝点盐水，晚上喝点蜂蜜水，是补充人体水分的好方法。秋天要保护脾胃，多吃些易消化的食物，少吃凉性食物，适量吃些柿子、橘子、苹果、梨、葡萄和龙眼等水果。

秋天容易上火，不宜食用过于油腻或辛辣的食物，因此要少吃辣椒、花椒、桂皮、生姜、葱及酒等辛辣食物。春夏养阳，秋冬养阴。秋季是由夏季往冬季过渡的季节，是进补的黄金阶段。秋季进补应以滋阴养肺为原则，宜选用性平食品。莲子、扁豆、山药，对患有脾胃虚弱、消化不良者有健补之效；银耳、百合乃益中补气、滋养润燥的食品，对秋燥症候有补益作用，具有滋阴润肺、清心安神等功效。

冬季饮食须知

冬季气候寒冷，人体的生理功能和食欲等都会发生变化，所以冬季饮食应以高热量、温性御寒食品为主，有助于保护人体的阳气。

冬季可以适量摄入富含蛋白质、碳水化合物的食物。鸡蛋、鱼类、瘦肉、豆类等食物所含的蛋白质容易消化吸收，富含氨基酸，营养价值较高。还要适当增加油脂，蔬菜、水果和奶类，摄入足够的动物性食品和大豆，以补充优质蛋白质。

冬天人们吃的蔬菜种类数量相对要少，马铃薯、甘薯、大白菜、胡萝卜、黄豆芽、绿豆芽、油菜、韭菜等富含维生素，合理搭配，可补充人体所需维生素。寒冬季节容易缺乏矿物质和钙，可多吃含钙较丰富的食品，如牛奶、豆类、海带、虾皮和骨头汤等。果品中可选择胡桃、龙眼、栗子、大枣、杏脯、荔枝、橘子、柚子、松子等。肉类中的牛肉、羊肉、鸡肉、狗肉、火腿、鱼类，是冬季肉食的最佳选择。此外，可以多吃富含铁、碘的食物，有御寒、增强体质的作用。

老年人可适当进食一些滋补性较强、易消化的食物，如核桃、玉米粥、豆类、绿叶蔬菜、甘薯、山药，虾类、鸭肉、羊肉、鳖等动物性食品，蜂蜜、白木耳、桂圆、菌类，可以增强抗病能力，保证冬季的身体健康。

主食与副食搭配

根据各类食物的营养价值构成进行合理的饮食，是达到良好营养的关键。包括达到蛋白质的摄入量、无机盐充足、维生素丰富、食物纤维适量、水分充足等要求。只有使膳食营养供给与肌体生理需要达到平衡，才有利于营养物质的消化、吸收和利用。

营养学家提倡，主食与副食要科学合理地搭配，多吃饭、少吃菜或者不吃饭、只吃菜的做法都不利于健康。

主食是热量的主要来源，一般多指粮食类食物。粮食中碳水化合物含量大约占70%以上，脂肪含量很少。粮食类食物是人类获取B族维生素的重要食物。中医认为“五谷为养”，强调了主食的重要性。而营养学家认为，以植物性食物为主、动物性食物为辅的饮食结构，有利于营养和健康。合理的饮食应该是主食与副食相搭配的，既不能只吃主食，也不能忽略副食的摄入。

荤食与素食搭配

你是否喜欢吃肉而顿顿不离肉，或为了保持优美的身材而甘当素食主义者？这两种饮食态度都不符合身体健康的需要。

吃荤与吃素

人体每天都需要补充大量的优质蛋白质和必需的氨基酸。素食中除豆类含有较丰富的蛋白质外，其他食物中的蛋白质含量都较少，因此营养是不全面的，难以满足人体对营养的吸收利用。而如果只喜欢荤食，拒绝吃素，则很容易使体内积聚大量的脂肪，引发高血脂、高胆固醇等症。

在日常饮食中，只有将素食和荤食搭配食用，才能保证身体吸收到全面的营养。荤素食物搭配均衡，才能保证身体吸收到充足的优质蛋白质、必需的氨基酸、各种维生素、无机盐及膳食纤维。也可以素食为主，荤食为辅，既保证对荤食中营养的有效吸收，又防止进食过多荤食而引起疾病。

素食的营养功效

素食中含有人体健康所必需的粗纤维。纤维素能促进胃肠蠕动，增强消化和排泄功能，帮助身体快速排泄代谢废物，减少人体内毒素的蓄积。一些纤维素能在肠道细菌的分解下合成B族维生素，有利于身体健康。素食还具有美容功效。蔬菜中的碱性物质和维生素等都有调节血液和汗腺代谢的功能，能帮助加强皮肤营养。多吃蔬菜能保持皮肤光润。素食也容易被人体消化和吸收，老年人消化吸收功能逐渐减弱，适宜多吃素食。

荤食的营养功效

肉、禽、鱼、蛋、奶等食品属于荤食，其中富含蛋白质、脂肪、无机盐、维生素及氨基酸等，是维持人体健康不可缺少的营养元素。肉类中的蛋白质主要存在于肌肉中，尤其是骨骼肌，除水分外，基本上也是蛋白质。平时多吃一些肉、禽、鱼、蛋、奶，能促进人脑和身体的发育，使身体强壮，精力充沛。荤食中所含脂类非常丰富，且饱和脂肪酸、不饱和脂肪酸及胆固醇的含量都比较高。肉类是铁和磷的良好来源，并含有一定量的铜，对于贫血者来说，适量多吃点荤食有利于健康。

“粗粮”和“细粮”搭配

我们习惯将大米、白面等称为“细粮”，将玉米面、小米、荞麦等称“粗粮”或“杂粮”。

粗粮与细粮的特点

粗粮和细粮在营养和口感上有不同的特点。粗粮富含蛋白质、食物纤维、钙、铁等矿物质，以及维生素B_1、维生素B_2，能提供给人体更多的热能，具有较高的营养价值。粗粮中保存有许多细粮中缺少的营养成分，如食物纤维素、B族维生素及多种矿物质等。很多粗粮还具有药用价值，如燕麦有降低血脂、血糖、有效预防糖尿病的功效。荞麦对糖尿病有一定的疗效，而玉米可加速肠蠕动，有利于肠道排毒。粗粮中的食物纤维可以预防便秘。某些粗粮还是健脑食品，如黑米可养精提神，黑芝麻可预防衰老等。

小麦、稻米等细粮质地细腻，口感好，易被身体消化吸收，生活中人们吃的细粮也要比粗粮更多一些。细粮中富含氨基酸，如大米富含人体所需的多种氨基酸，蛋白质含量高于粗粮。小麦中的蛋白质含量高于粗粮，可有效补充人体对蛋白质的需求。

细粮与粗粮相比，在加工和口感上更能赢得人们的喜爱，有人甚至只选择吃细粮，不吃粗粮。实际上，食物应该多样化，粗粮、细粮最好搭配食用，以达到互补。

食用指南

粗粮内的赖氨酸含量较少，只吃粗粮可能会造成身体赖氨酸缺乏，因此可以与牛奶等副食搭配，以补其不足。有的胃肠功能差的人吃粗粮会影响吸收，把粗粮熬粥或与细粮混合起来吃，就可以弥补这一不足。

一般来说，胃肠功能较差的老年人及消化功能不健全的幼儿，最好少吃粗粮。患有胃肠溃疡及急性胃肠炎者，食物大多要求细软，所以也尽量避免吃粗粮；患有慢性胰腺炎、慢性胃肠炎的病人要少吃粗粮，以免消化不良。

酸性食物和碱性食物搭配

食物的酸碱度会对人体的酸碱平衡造成影响。由于人的体内环境基本呈中性略偏碱性。而在新陈代谢过程中，身体会产生大量酸性物质，这些酸性物质被血液中的缓冲物质所中和，不至于使体内环境呈酸性。饮食不当，会造成体内酸碱度的失衡。比如患腹泻时，排出物呈碱性，体内的酸性就会相对增多，从而使体内呈酸性；大量呕吐时，胃酸损失过多，体内又可呈碱性。

食物有酸性和碱性之分。酸性食物是指经过消化进入血液后在pH值上<7的食物，大部分肉类及一些含有较多非金属元素如磷、硫、氯等的食物都属于酸性食物。这些元素在人体内经氧化后，会生成带有阴离子的酸根，因此属酸性食物。我们常吃的猪肉、牛肉、禽肉、蛋类、鲤鱼、牡蛎、虾等，以及面粉、大米、花生，都属于酸性食物。酸性食物含有较丰富的蛋白质、脂肪等营养物质，是补充身体营养的必需食物。

碱性食物是指经过消化进入血液后在pH值>7的食物。大部分的蔬菜、水果等都属于碱性食物。碱性食物所含的碱性元素（钠、钙、镁等）比酸性元素（氯、硫、磷等）的比例大。大豆、豆腐、牛奶、菠菜、莴笋、土豆、冬菇、藕、洋葱、萝卜、海带、西瓜、香蕉、梨、苹果等，都属于碱性食物。

碱性食物能为身体提供钙、镁、钾、钠等无机盐元素，还可以提供人体所需的多种维生素、微量元素和膳食纤维等。

需要强调的是，酸性食物并不一定是酸味的食物。李子、桃等含有有机酸，经人体的新陈代谢后形成二氧化碳和水，对体液酸碱性没有影响，而原来与有机酸结合的钾、钠、镁等在人体内会代谢为带阳离子的氧化物，使体液呈碱性，因此属于碱性食品。

由于酸性食物和碱性食物在人体内经过代谢所产生的物质不同，如果进食酸性食物过多，会造成血液呈现酸性，大量的钙、镁等元素会流失，从而引起缺钙。而碱性食物使用过量，会导致肌体酸碱平衡失调，导致疾病。所以日常饮食应酸碱搭配，以维持体内的酸碱度平衡。

比如，人在运动后，常常会感到肌肉、关节酸胀，精神疲乏，原因是体内的糖、脂肪、蛋白质等被大量分解，在分解过程中产生了乳酸、磷酸等酸性物质。如果此时能喝一些牛奶、吃点豆制品、蔬菜、水果等碱性食物，可以中和体内的酸性成分，有助缓解疲劳。

五谷类食物搭配禁忌

大米（粳米）不宜与马肉同食；不宜与苍耳同食，同食心痛。

黄豆不宜与猪血、蕨菜同食。

绿豆不宜与狗肉同食。

小米（粟米）不宜与杏同食，否则易使人呕吐、腹泻。

黑豆忌与蓖麻籽同食。

红豆忌与米同煮，食之易生口疮；不宜与羊肉同食。

高粱米不宜加碱煮食。

豆浆不宜和鸡蛋同时煮食；不宜加红糖饮用；不宜与红薯或橘子同食。

畜肉类食物搭配禁忌

猪肉忌与鹌鹑同食；忌与鸽肉、鲫鱼、虾同食，同食易气滞；忌与荞麦同食，同食易落毛发；忌与菱角、黄豆、蕨菜、桔梗、乌梅、百合、大黄、黄连、苍术同食；忌与牛肉、驴肉、羊肝同食。

猪肝忌与荞麦、黄豆、豆腐同食，同食发痼疾；忌与鱼肉同食，同食伤神；忌与雀肉、山鸡、鹌鹑同食。

猪血忌与黄豆同食，同食气滞；忌与地黄、何首乌同食。

猪脑忌与酒、盐同食。

羊肉忌与豆酱、荞麦、乳酪、南瓜、醋、赤豆、梅干菜同食。

羊心、羊肝忌与生椒、梅子、赤豆、笋、猪肉同食。

牛肉忌与鱼肉同烹调；忌与栗子、黍米、蜂蜜同食；忌与韭菜、白酒、生姜同食。

牛肝忌与鲍鱼、鲇鱼同食；忌与富含维生素C的食物同食。

狗肉忌与绿豆、杏仁、菱角、鲤鱼、泥鳅同食；忌与茶同食；忌与大蒜同食。

驴肉不宜与猪肉同食，同食易腹泻。

鹿肉忌与雉鸡、鱼、虾同食。

獐肉忌与虾、生菜、梅子、李子同食。

禽蛋类食物搭配禁忌

鸡肉忌与糯米、李子、大蒜、鲤鱼、鳖鱼、虾、兔肉同食；忌与芥末、菊花同食。

鸡头忌食，因毒素滞留在脑细胞内，民间有“十年鸡头生砒霜”的说法。

鸭肉忌与木耳、胡桃同食；忌与鳖肉同食。

鹅肉忌与鸭梨同食。

野鸭忌与木耳、核桃、荞麦同食。

鹧鸪肉忌与竹笋同食。

鹌鹑肉忌与猪肉、猪肝、蘑菇、木耳同食。

雉鸡（野鸡）忌与猪肝、鲇鱼、鲫鱼、木耳、胡桃、荞麦同食。

雀肉忌与猪肝、牛肉、羊肉同食；忌与李子、白术同食。

鸡蛋忌与柿子同食，同食可引起腹痛、腹泻，易形成结石；忌与兔肉、鲤鱼、豆浆同食。

鸭蛋忌与李子、桑椹同食。

蔬菜类食物搭配禁忌

萝卜忌与橘子同食，同食患甲状腺肿；忌与人参同食；忌与胡萝卜同食。

胡萝卜忌与西红柿、萝卜、辣椒、石榴、莴苣、木瓜同食。

黄瓜忌与维生素C含量高的蔬菜如西红柿同食。

红薯、马铃薯、山芋忌与柿子同食，同食形成胃柿石，引起胃胀、腹痛、呕吐。

韭菜忌与菠菜同食，同食易腹泻；忌与蜂蜜同食，同食心痛；忌与牛肉同食，同食发热。

茄子忌与黑鱼、蟹同食，同食有损肠胃。

菠菜忌与韭菜同食；忌与豆腐同食，同食使钙流失。

小白菜忌与兔肉同食。

南瓜忌与羊肉同食，同食易发生黄疸。

竹笋忌与豆腐同食，同食易生结石；忌与鹧鸪肉同食，同食腹胀；忌与糖同食；忌与羊肝同食。

辣椒忌与羊肝、南瓜同食。

香菜忌与补药同食。

莼菜忌与醋同食。

茭白忌与豆腐同食，同食易形成结石。

芹菜忌与醋、黄瓜同食。

芥菜忌与鲫鱼同食，同食易水肿。

蕨菜忌与黄豆、花生、毛豆等同食。

菜瓜忌与牛奶、奶酪、鱼类同食。

山药忌与鲫鱼同食。

豆腐忌与牛奶、菠菜同食。

木耳忌与田螺、雉鸡、野鸭、鹌鹑肉同食。

苋菜忌与菠菜、蕨粉同食。

苦菜忌与蜂蜜同食。

花生忌与蕨菜、蟹、黄瓜同食。

马齿苋忌与鳖甲同食。

水果类食物搭配禁忌

枣忌与海鲜同食，同食易腰腹疼痛；忌与葱同食，同食易脏腑不合、头胀。

苹果忌与海鲜同食，海鲜与含有鞣酸的水果同食吃，易引起腹痛、恶心、呕吐等。

鸭梨忌与鹅肉、蟹同食。

橘子忌与萝卜同食，同食诱发甲状腺肿；忌与牛奶、蟹、蛤同食。

山楂、石榴、木瓜、葡萄忌与海鲜类、鱼类同食；忌与人参同食。

桃子忌与鳖肉、龟肉同食。

香蕉忌与白薯同食。

柿子忌与蟹同食，同食腹痛、腹泻；忌与红薯、酒同食。

杨梅忌与生葱同食；忌与鳗鱼同食。

杏忌与小米同食，同食易呕吐、腹泻。

芒果忌与大蒜等辛味食物同食。

银杏（白果）忌与鱼同食；幼儿忌多食。

橙子忌与蟹同食。

香瓜忌与蟹、田螺同食。

水产类食物搭配禁忌

虾忌与维生素C含量高的食物同食；忌与猪肉、狗肉、鸡肉同食；忌与糖同食。

鲤鱼忌与狗肉同食。

泥鳅忌与狗肉同食。

海带忌与甘草同食。

鲫鱼忌与芥菜、猪肝、猪肉、蒜、鸡肉、鹿肉、山药、麦冬、甘草同食。

鳖肉忌与猪肉、兔肉、鸭蛋、苋菜同食；忌与鸭肉同食，久食易阴盛阳虚、水肿、腹泻。

带鱼、平鱼、银鱼、黄花鱼忌用牛、羊油煎炸。

龟肉忌与酒、果、瓜、猪肉、苋菜同食。

田螺忌与香瓜、木耳、蛤蚧、冰糖同食。

鲶鱼忌与牛肝同食；忌用牛、羊油煎炸。

鳝鱼忌与狗血、狗肉同食，同食助热。

鳗鱼忌与白果、甘草同食。

青鱼忌用牛、羊油煎炸；忌与荆芥、白术、苍术同食。

牡蛎肉忌与糖同食。

牛奶类食物搭配禁忌

牛奶忌与酸性水果同食。在喝牛奶前后1小时左右，不宜吃橘子。牛奶中的蛋白质与橘子中的果酸会发生凝固，从而影响牛奶的消化与吸收。

牛奶忌与果汁同食。牛奶中的蛋白质80%为酪蛋白，牛奶的酸碱度在4.6以下时，大量的酪蛋白便会发生凝集、沉淀，难以消化吸收，严重者还可能导致消化不良或腹泻。所以牛奶中不宜添加果汁等酸性饮料。

牛奶煮沸时不宜加糖。牛奶中含有的赖氨酸在加热条件下能与果糖反应，生成有毒的果糖基赖氨酸，有害于人体，可将煮好的牛奶稍凉些后再加糖。

牛奶忌与巧克力同食。牛奶富含蛋白质和钙，巧克力含有草酸，两者同食会结合成不溶性草酸钙，影响钙的吸收。

调味品类食物搭配禁忌

葱忌与杨梅、蜜糖同食，同食易气滞胸闷；忌与枣、常山、地黄同食。

醋忌与丹参、茯苓同食；忌与海参、羊肉、奶粉同食。

糖忌与虾同食；忌与竹笋同煮；忌与牛奶、含铜食物同食。

酒忌与汽水、咖啡、奶、茶、糖同饮，同饮易伤胃肠、肝、肾脏；忌与牛肉、柿子同食。

茶忌与狗肉同食；服人参等滋补药品时忌喝茶。

蒜忌与补药同服。忌与蜂蜜、地黄、何首乌、牡丹皮同食。

花椒忌与防风、附子、款冬同食。

蜂蜜忌与葱、蒜、韭菜、莴苣、豆腐同食，同食易引起腹泻；忌与地黄、何首乌同食。

饮料类食物搭配禁忌

茶忌与狗肉同食，忌与酒、白糖同饮。

咖啡忌与烟同食，吸烟时不宜喝咖啡，喝咖啡时也不要吸烟。

酒忌与柿子、牛肉、糖、芥末、辣椒同食，忌与茶、奶同饮；啤酒忌与熏腌制品同食。

蜂蜜忌与葱、蒜、韭菜、莴苣、豆腐、豆腐花等同食。

干货类食物搭配禁忌

梅子忌与羊肝、鲤鱼同食。

山楂忌与猪肝、黄瓜、南瓜、笋瓜、胡萝卜、海鲜同食。

栗子忌与牛肉同食。

核桃忌与野鸡肉同食，忌与白酒同饮。

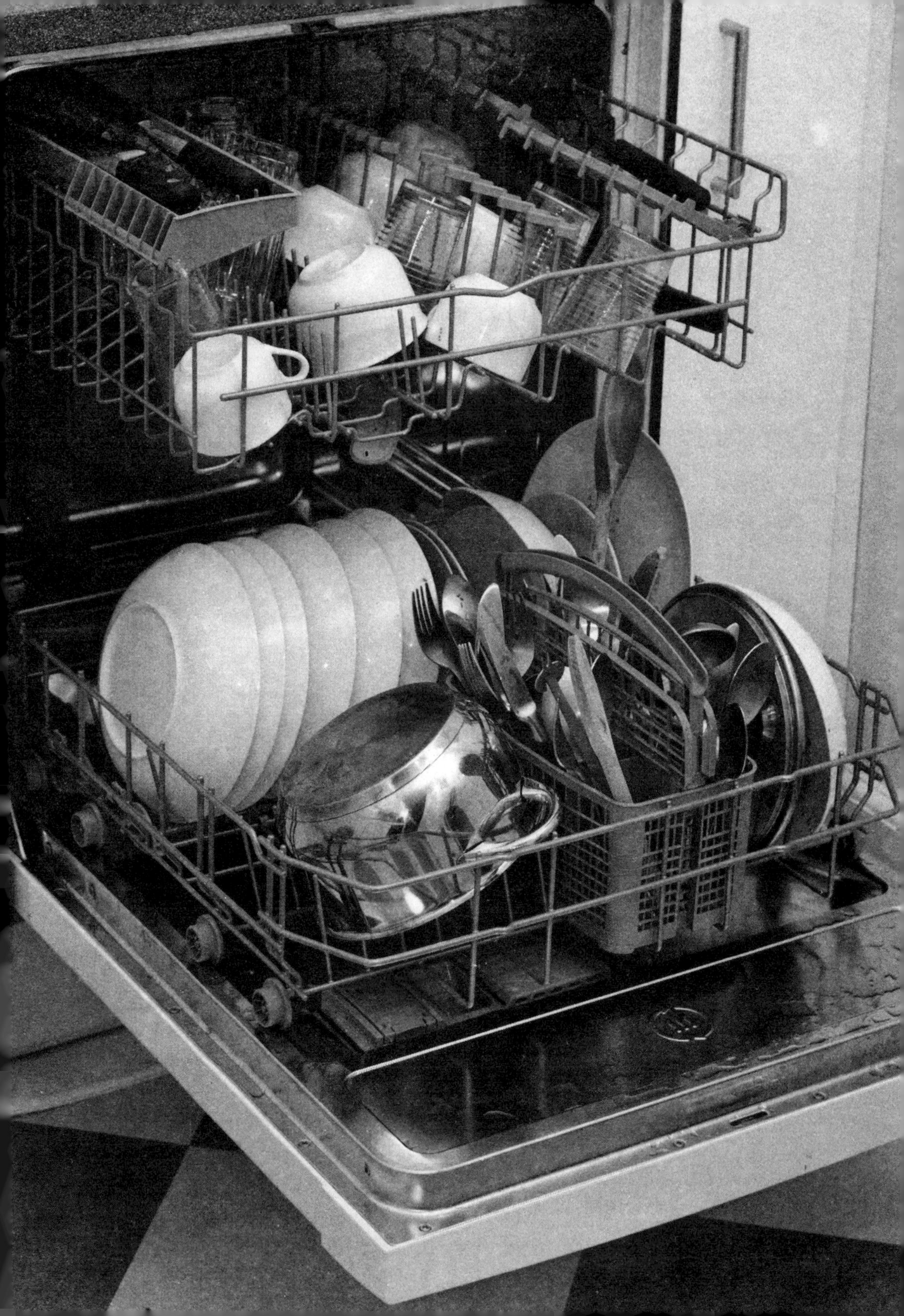

第13章

把毒素从食物身上赶跑：家庭消毒秘笈

不要轻信那些外表光鲜的食物就是优等品，它们表面上的细菌、微生物、防腐剂、致病因子等都是健康的隐患。吃前不消毒，吃进更多毒，要想拒绝无毒食物，先把食物消毒作为日常的饮食习惯。今天，你给食物消毒了吗？

热力蒸汽灭菌技术

食品包装是食品安全的第一道门槛。工艺精美、造型独特的食品包装固然引人注目，而如果包装材质被打上环保无毒的标签，则更胜一筹。无毒的食品包装，等于给食品上了双保险。

灭菌在食品无菌包装中是重要环节之一。灭菌的范围包括食品、包装材料(容器)、工作环境、设备等。灭菌方法主要有物理方法和化学方法两种。

热力蒸汽灭菌技术指利用加热杀灭食品中的有害微生物，是现代化的一种重要的灭菌技术。1804年，法国人阿佩尔经过实验证实，将食品装瓶放于沸水中煮一段时间，可以延长食品的保存期。19世纪50 年代，法国人巴斯德总结出食品的微生物腐败机理，为灭菌技术的发展奠定了理论基础。

食品热力蒸汽灭菌分为低温灭菌法、高温短时灭菌法和超高温瞬时灭菌法三种。

低温灭菌

低温灭菌又称巴氏灭菌，主要用于果汁饮料、果酱、水果罐头、啤酒、酸渍蔬菜类、酱菜等食品的灭菌，其灭菌条件为 61℃～63℃/30分钟，或 72℃～75℃/15 分钟～20 分钟。巴氏灭菌技术是将食品放入并密封于容器中后，在一定时间内保持100℃以下的温度，包装容器内的细菌会被杀灭。巴氏灭菌法可以杀灭多数致病菌，主要有酵母、霉菌和乳酸杆菌等。而对于非致病性腐败菌和芽孢菌类，杀灭能力稍差。巴氏灭菌可与冷藏、冷冻、脱氧、包装等冷藏方式配合使用。巴氏灭菌对于密封的酸性食品具有可靠的耐酸性，对于那些不耐高温处理的低酸性食品，常利用加酸或借助于微生物发酵产酸的方法，使pH值达到酸性范围。利用低温灭菌技术，食品的品质可以得到保障，并且耐贮藏。

高温短时灭菌

高温短时灭菌技术主要用于无菌奶和低酸性果汁饮料的灭菌，其灭菌条件为85℃～90℃/3分钟～5分钟，或95℃/1～2分钟。高温短时灭菌可杀灭酵母菌、霉菌、乳酸菌等。具有高效、短时等优点，灭菌效果较好。

超高温瞬时灭菌

超高温瞬时灭菌技术是将食品在瞬间加热到高温，通常温度在130℃以上，以达到灭菌目的。超高温瞬时灭菌技术可分为直接加热和间接加热两种方法。直接加热法是用高压蒸汽直接向食品喷射，使食品瞬时达到140℃～160℃，再通过真空室内除去水分、用无菌冷却机冷却至室温的方法灭菌。间接加热法是根据食品的黏度和颗粒大小利用换热器进行加热灭菌，适用于果肉含量不超过1%～3%的液体食品。超高温瞬时灭菌的效果比较彻底，杀伤力强，具有灭菌时间短，最大程度地保持原有营养物质成分，保证食品的质量等优点，比以上两种热力灭菌法效果更佳。

配合食品无菌包装技术的超高温式灭菌装置，如今已发展为一种高新食品灭菌技术。目前这种灭菌技术已广泛用于牛奶、豆乳、酒、果汁及各种饮料等。

过热蒸汽灭菌技术也称干热灭菌，是采用高温过热蒸汽来灭菌的一种灭菌技术，利用温度为130℃～160℃的过热蒸汽喷射于需灭菌的物品上，数秒钟即可完成灭菌操作。目前过热蒸汽灭菌技术仅适用于耐热食品包装容器如金属制品、玻璃制品等。

金属罐是无菌包装使用最早的包装材料之一，主要分马口铁罐和铝罐两种。其方法是过热蒸汽上下喷射空罐45秒，罐温上升到221℃～224℃，再将罐盖在287℃～316℃的条件下利用过热蒸汽喷射杀菌75秒～90秒，这样全部的耐热细菌就被杀灭。

过热蒸汽杀菌技术无菌程度高，罐头内部顶隙残留空气极少，且处于高真空状态，食品的质量安全可靠。

辐照灭菌技术

辐照灭菌技术指利用原子辐射技术进行食品灭菌保鲜，利用 X、β、γ射线或加速电子射线对食品进行辐射作用，以达到杀死微生物和虫害的一种冷灭菌消毒方法。

辐照灭菌技术用于食品的包装，作为一项新技术，具有消毒效果好、速度快、保持食品特性、绿色环保等一系列优点，因而被广泛应用，它也是世界贸易组织(WTO)认可的一项包装新技术。目前，辐照无菌包装的食品已被列入绿色食品的行列。

辐照灭菌的功效

在辐照灭菌技术的应用过程中，食品内部的物质结构在辐照的作用下会发生一系列生物学变化和化学反应，使寄生虫卵、微生物体内的蛋白质、核酸及促进生化反应的酶被破坏，进而保证食品的质量。

辐照灭菌技术是一种食品高新灭菌技术，具有杀虫、灭菌等防腐功效，食品经辐照处理，可以防止变质与霉烂。在此技术运用过程中，不会产生热量，也不会改变食品的外形、特性，不但保持食品原有的色、香、味，营养成分不流失，在常温下的保质期也能延长。用于辐照包装的射线穿透力强、杀伤力大，寄生在食品中的病原菌、微生物等都会通过辐照被杀死。

辐照灭菌的注意点

在辐照灭菌技术的应用过程中，能量的放射强度是可以调节或控制的，穿透力可大可小，这种放射作用对食品的特性和品质不会造成影响。除了食品的营养性、口味等因素以外，由于食品在接受辐照消毒时，并不会直接接触到辐照源，只是通过射线的辐射能量作用到食品，因而不必担心产品中会遗留放射性的问题，对人体也不会构成放射性危害。如果食品的包装是用聚合物材料制成的，在射线辐照作用下，会产生气体分解物，加速包装材料的老化和分解。

辐照灭菌技术主要用于塑料瓶、复合膜及纸容器包装的食物，不适用于玻璃瓶包装的食品，因为经过辐照，玻璃瓶会变色。

红外线、紫外线照射灭菌技术

远红外线的热效应作用可以灭菌，通过远红外线直接照射食品，或透过食品包装来照射，都可以达到灭菌的目的。远红外线照射灭菌比较简捷方便，不需要媒介物，热量直接由食物表面传导到内部。远红外线照射灭菌技术主要用于一般的粉状和块状食品、坚果类食品如咖啡豆、花生和谷物的灭菌，以及袋装食品的直接灭菌。

紫外线照射灭菌技术是一种使用简便的灭菌方法，且无药剂残留，具有高效、快速的优点。紫外线照射灭菌技术主要用于液体食物的灭菌，并且效果非常好。饮料、牛奶等通过紫外线照射即可灭菌。

紫外线灭菌效果与照射强度、时间、距离和空气温度等因素有关，因此需要根据紫外线照射源的功率确定照射距离和时间。包装材料的材质也影响着灭菌效果，对于表面光滑无灰尘的包装材料，采用紫外线可杀灭表面上的细菌；对于压凸的铝箔表面以及不规则形状的包装容器表面，灭菌照射的时间要更长一些。紫外线灭菌技术与其他灭菌技术结合使用，灭菌能力和效果会更强大。

高压电场脉冲灭菌技术

高压电场脉冲灭菌是将食品置于一种高压电场中，由于高压电脉冲能破坏细菌的细胞膜，从而杀死细胞。这种方法可以在极短时间内完成灭菌过程。

高压电场脉冲灭菌的功效

高压电场脉冲灭菌效果明显，一般在常温下进行，灭菌时间短，能量消耗小于热处理法，经过灭菌处理后的食品在物理性质、化学性质、营养成分等方面与新鲜食物相比较没有太大的差异，风味也与食物的原有风味一致。

脉冲强光灭菌技术是指采用强烈白光闪照的方法进行灭菌，它由一个能提供高电压高电流脉冲的部件和一个惰性气体灯构成，惰性气体灯能发出由紫外线至近红外区域的光线，强度较高。这种灭菌技术对食品的风味和营养成分破坏性影响很小，可用于延长用透明材料包装的食品的保质期。研究表明，脉冲强光对酵母菌等都有较强的灭菌效果。

激发态紫外光脉冲灭菌技术是最具应用前景的灭菌技术之一。激发态紫外光脉冲灭菌技术不同于常规的物理灭菌的方法，它是采用特制的光源和电源器件，在高频高压下产生单一波长的紫外光，可以增大灭菌强度。

超高压灭菌技术是日本研制出的一种新型的食品加工保藏技术。这种灭菌技术可保持食品(如肉类等)原有的风味、营养价值和色泽，并杀死食品中常见的酵母菌、大肠杆菌、葡萄球菌等，从而达到灭菌目的。

高静水压灭菌技术

高静水压灭菌技术是将食品密封于弹性容器或置于无菌压力系统中，用水作为传递压力的媒介，在高静压(一般 100MPa 以上)下处理一段时间，以达到加工保藏的目的。在高静压下，蛋白质和酶会发生变性作用，促使微生物死亡。对于大多数非芽孢微生物有良好的灭菌效果。

高静水压灭菌技术的最大优点在于能够保持食品风味、维生素C等，不会流失过多的营养成分，这种灭菌技术主要用于果汁、果酱、肉类等食品的灭菌。对肉类灭菌时，还可使肌纤维断裂，让肉的口感更鲜嫩。

高静水压灭菌技术利用水作为传压介质，使食品处于高压状态，从而完成灭菌。这种方法具有操作温度低、对食品热损伤小等特点，适宜于无菌罐装。

欧姆灭菌技术

欧姆灭菌技术即电阻加热灭菌技术，是一种凭借通入的电流使食品内部产生热量，达到灭菌目的。这是一种新型热灭菌技术。具体原理是利用电极将电流直接导入食品，使食品内部产生热量，欧姆灭菌使用的交流电的频率为50～60Hz。

欧姆灭菌技术主要应用于酸性和低酸性食品以及带颗粒食品的灭菌，脂肪、糖、油等食品则不适用该技术。如牛肉丁和胡萝卜丁的汤汁类食品，马铃薯、蘑菇、牛肉、鸡肉、苹果片、菠萝、桃等食品，都可以用这种技术来达到灭菌的目的。欧姆灭菌用于各种包含大颗粒的食品和片状食品，可以提高食品卫生的安全性，同时增强食物的品质和口味。

欧姆灭菌技术相对于其他灭菌技术，具有高效、迅速、保质等优点。传统的给大颗粒食品灭菌法大多是利用换热器间接加热的方法，其热量先由加热介质传递给食品中的液体，然后靠液体将热量传导给固体颗粒，最后固体颗粒内部再互相传热。这一过程不仅在速度上变慢，也容易导致食品灭菌后变质，影响食品的风味和质量。而欧姆灭菌技术有效地解决了这一问题，它可使颗粒加热速度近似于与液体加热速度，比常规传热灭菌方法更快捷，同时也保证了食品的质量和风味。

其他物理（化学）灭菌技术

磁力灭菌技术

磁力灭菌技术是把需要消毒灭菌的食品放置于磁场中，在磁场强度作用下，使食品达到常温灭菌的目的。磁力灭菌技术无需加热，也无需通过电流传导，具有快捷、安全卫生等优点。经过磁力灭菌处理后的食品，不会影响和破坏其风味和品质。这种灭菌方法主要适用于各种饮料、流质食品、调味品及各种包装的固体食品等。

超声波灭菌技术

超声波灭菌技术指利用频率大于10kHz的声波来对食物进行灭菌。通过超声波与传声媒质的相互作用，对食物产生快速交替的压缩和膨胀能量，这种能量在极短的时间内即可灭菌。超声波灭菌技术与其他物理灭菌方法比更具优势，不但灭菌效果加倍，而且能够更好地提高食品的品质。

膜过滤除菌技术

膜过滤除菌技术主要应用于纯净水的制备、果汁的浓缩等过程中的灭菌。这种灭菌技术一般有两种方式，一种是以压力为推动力的超滤方式，另一种是以电为推动力的离子交换方式。超滤过程又分为微孔过滤、超滤和反渗透等。膜过滤除菌的具体步骤为，选用孔径小于微生物的膜，将液体食物通过膜过滤器进行过滤，从而使菌体物质被截留。这种除菌技术具有耗能少、在常温下操作、工艺适应性强等优点，现已广泛用于食品、饮用水及乳品、果汁等的灭菌。

臭氧灭菌技术

臭氧灭菌技术对微生物的细胞膜、细胞壁中的磷脂、蛋白质有破坏作用。当臭氧进入细胞后，酶和遗传物质被破坏，起到杀灭微生物的目的。臭氧与水混合形成臭氧水，可代替双氧水处理无菌包装容器。臭氧灭菌技术具有高效、快速、安全、去异味等优点，主要用于食品加工、纯净水生产等。

过氧化氢灭菌技术

过氧化氢灭菌技术即双氧水灭菌技术，通常用于食物的包装容器和辅助器具的灭菌。双氧水是一种具有超强灭菌能力的灭菌剂，浓度和温度越高，灭菌效力就越强。在常温下，双氧水的灭菌作用通常较弱。但一般只需在常温下进行，就可立即完成灭菌的过程。过氧化氢灭菌技术在使用方法上有两种：一种是浸渍法，即把包装材料或容器浸于双氧水中来消毒灭菌；另一种是喷雾法，将双氧水喷雾喷射于食品的包装上，使包装材料表面有一层均匀的双氧水，然后通过热辐射的作用来灭菌。在灭菌中，这种技术与其他灭菌技术配合使用，可取得良好的灭菌效果。

其他灭菌技术

除此之外，还有其他的灭菌技术，如二氧化氯灭菌技术、环氧乙烷灭菌技术、氯气灭菌技术、电子灭菌技术等。不同的灭菌技术可以结合使用，让灭菌效果更显著。

给食物消毒的误区

蒸煮并不能完全消毒

有腐败味的食物，只要蒸煮一次，就可以继续吃，这是很多人的消毒误区之一。其实，在变质的食物中，存在不少耐高温细菌，所以一些剩饭、剩菜中的细菌并非完全彻底地被消灭，即使经过加热和蒸煮，仍有残留的隐患，食用后可引起食物中毒。

腌鱼、冷荤食品等不用消毒

事实上，有一种使肠胃致病的沙门氏菌，能够在高盐含量的肉类中生存可长达几个月；而存在于海产品中的有一种细菌也在高盐环境中可长期存活，它在冷荤食品中极易生长繁殖。因此，腌制的海鲜、冷荤食物等在食用之前必须彻底消毒。

冷冻食物没细菌

不少细菌在冷藏、冷冻条件下不会死亡，有的细菌反而在低温下更容易存活和繁殖，例如嗜盐菌，可以在-20℃生存11周之久。如果人吃进含有嗜盐菌的食物，会发生严重腹泻、失水的症状。所以，冰箱里的食物不宜存放过久，应尽快吃完。

开水烫碗碟消毒

许多人喜欢在饭前用开水烫碗，以为这样就可以杀菌消毒。对餐具来说，高温煮沸确实是最常见的消毒方式，很多病菌能都通过高温消毒的方式杀灭。但是，高温消毒要真正达到效果必须具备两个条件，一个是足够的温度，另一个是足够的时间。

食物如果消毒不彻底，很容易发生肠道传播性疾病，如急性肠炎、腹泻等。导致胃肠道疾病的病菌和微生物种类繁多，最常见的、被人们熟知的有致病性大肠杆菌、沙门氏菌、芽孢杆菌等。这些细菌一般在高温的条件下即可杀灭，但多数要经100℃高温作用3分钟，或80℃加热10分钟，细菌才能死亡。加热温度如果低于80℃，即使加热30分钟，这些细菌仍可存活。另外，某些细菌如炭疽芽孢、蜡样芽孢等，对高温还具有较强的耐受力，需要加热的时间应更长一些。

所以，吃饭前用开水烫碗的方法并非能够完全灭菌，如果加热的温度不够高或者加热的时间不足，只能杀死极少数微生物，并不能保证杀死全部的致病性微生物。要达到彻底灭菌的效果，可以选择煮沸、蒸汽消毒或使用红外线消毒碗柜等。煮沸时，也一定要多煮一会儿，用红外线消毒碗柜一般要进行15～30分钟，这样经消毒后的餐具才可放心使用。

蔬菜浸泡时间长未必能消毒

许多人将蔬菜买回家后，由于怕残留农药，就将蔬菜长时间浸泡在水里除去农药，甚至认为，时间泡得越长，农药清除得越干净。这种方法是不科学的。

农药残留在蔬菜中的有害物质主要是有机氯和有机磷，由于有机磷容易分解，如果蔬菜浸泡在水里时间过长，农药就被分解在水里，在水中形成了相对的浓度，这样浸泡过的蔬菜等同吸收了残留的农药。

常见的家用清洗消毒法

一般来说，家庭最常用的清洗消毒法有以下几种：

高锰酸钾溶液浸洗法。用0.1%～0.2%的高锰酸钾溶液浸泡5～10分钟，再用清水洗干净，可杀死瓜果上的细菌。

开水浸泡法。用于苹果、梨、桃、杏等个体较大且表皮光滑的水果，先在清水中洗净，再在沸水中浸泡半分钟左右，可杀死部分致病细菌和寄生虫卵。

盐水消毒法。葡萄、杨梅等个体较小且容易洗破皮的水果，用清水洗净后，放入淡盐水中浸泡10分钟左右，取出再用凉水冲洗干净，就可以放心食用了。

乳酸消毒法。将浓度为80%的乳酸用凉开水稀释成3%的乳酸溶液，将水果放入乳酸溶液中浸泡5～6分钟，再用水冲洗干净，即可食用。

削皮法。一些人认为果皮中维生素含量比果肉高，因而食用水果时连皮一起吃。但由于果品容易受到病虫害，果皮上会残留农药。因此，削皮之后再吃水果可以更安全。

蔬果消毒，彻底杀灭微生物

食品能否安全入口，很大程度上取决于烹调过程中的加热时间和温度。只要自己把好“消毒关”，大可免去很多困扰。

在日常食物中，新鲜的蔬菜、肉蛋等动植物食物占了非常大的比例。在这些蔬菜的种植和动物的养殖过程中，由于会接触到泥土中的细菌、空气中的微生物，以及家畜、水产品中的寄生虫等，如果这些细菌微生物被传播到食物上，再被人体吸收，就会严重威胁人们的健康。一些食源性肠道传染病和寄生虫病就是因此而被传染的。

不过，一些病菌、微生物和寄生虫的抵抗力并不强。用开水烫煮、充分加热、使用化学消毒剂都可以消灭它们。所以，要想吃得安全和健康，对食物做好消毒工作是第一步。

去除残留农药的简易方法

清除蔬果上的残留农药是消毒的第一步骤。新鲜水果、蔬菜是人们日常饮食中必不可少的食物，尤其是在蔬果大量上市的季节，人们更喜欢生吃瓜果，凉拌蔬菜等也成为家庭餐桌上备受欢迎的菜肴。但是从市场购买的蔬菜和水果一定要清洗干净，因果蔬没有清洗干净而引起身体不适甚至中毒的事时有发生。

以下是几种家常去除蔬菜瓜果上残留农药的简易方法：

浸泡水洗法。蔬菜污染的农药品种主要为有机磷类杀虫剂，此种方法仅能去除部分污染的农药：先用水冲洗掉表面污物，然后用清水浸泡，浸泡时间不少于10分钟。果蔬清洗剂可使农药成分充分溶解，所以浸泡时可加入少量果蔬清洗剂，再用清水冲洗干净。

碱水浸泡法。有机磷杀虫剂在碱性环境下分解迅速，所以此方法是去除农药污染的有效措施，可用于各类蔬菜水果。先将表面污物冲洗干净，在500毫升水中加入碱面5～10克，然后将蔬果浸泡到碱水中，最后用清水冲洗干净。

去皮法。蔬菜瓜果表面农药量相对较多，所以去皮是一种较好的去除残留农药的方法，可用于苹果、梨、猕猴桃、黄瓜、胡萝卜、冬瓜、南瓜、西葫芦、茄子、萝卜等。果皮中抗坏血酸的含量通常比果肉中的含量多，所以科学上认为水果最好带皮吃。但水果在采摘前可能会被喷洒农药，采摘后利用化学方法人工催熟，为了储藏保鲜进行表皮上蜡等方法，都会造成水果表皮的污染，所以最好还是削皮吃。

储存法。农药在长时间的存放过程中能够缓慢地分解，使农药药效降低。苹果、猕猴桃、冬瓜等不易腐烂的瓜果，如果存放15天以上，则表面的毒性会减小。

加热法。氨基甲酸酯类杀虫剂随着温度升高，可加快分解，因此加热法常用于芹菜、菠菜、小白菜、圆白菜、青椒、菜花、豆角等农药残留的清除。先用清水将蔬菜表面污物洗净，放入沸水中煮2～5分钟捞出，然后用清水洗干净，即可食用。

健康小贴士

杀灭蔬果上的微生物和虫卵也很重要。新鲜的蔬菜和水果沾染了微生物和寄生虫卵后，可以引发腹泻和寄生虫病，如痢疾和蛔虫病。流动净水冲洗和刷洗可以去除掉大部分有害物质，有些可以去皮，有些可以用化学消毒剂(如高锰酸钾、含氯消毒剂等)浸泡几分钟，再用清水刷洗，还可以用开水烫，这些都是很好的消毒方法。

有些蔬菜是凉拌食用的，凉拌菜最好用开水焯过再拌食，同时加入蒜、醋等，这些调味料都有杀菌作用。

肉类加热消毒要达100℃

动物在养殖过程中受到的生物性污染的机会较多。生病的动物的肉是严禁食用的，但是健康动物的体内如果被细菌、寄生虫和病毒等感染，也损害身体健康。所以，肉类食物在食用前一定要充分消毒。不管是畜禽类还是水产品类，养殖还是野生，海水生物还是淡水生物，凡是可以食用的，最好不要生食、半生食。

有些动物性食品，尤其是水产品，人们为了保持食物原有的海鲜味，追求鲜嫩的口感，在加工烹饪过程中往往不精细认真，有的会稍微加热后就立即食用，有的甚至直接生吃，为身体的健康埋下隐患。动物性食品、水产品等加热消毒一定要达到100℃。如果加热时间和温度不足，并不能将动物体内的寄生虫、细菌和病毒彻底杀死。生拌牛肉容易引起绦虫病，吃生鱼片容易引起肝吸虫病，生食水产品容易引起病毒感染。所以，对任何动物性食品，即使标榜纯净、天然、绿色，也必须彻底加热才能吃。

健康小贴士

所谓彻底加热，就是要使食物的温度达到100℃并保持一定的时间。充分加热后的食物，蛋白质会凝固，通过目测，可以看到鸡肉、鱼肉会变成白色；猪肉、牛羊肉会变成浅褐色；虾、蟹会变成橙红色。特别是当加热食物的体积较大时，一定要注意延长加热时间，保证肉质熟透。外熟里生、半熟的食物都是不能食用的。

浸泡消毒法，让毒素充分溶解

夏天气温高，细菌更易繁殖，大量致病、致腐的有害微生物会通过多种途径传染给人体，危害人类健康。因此，食品在食用前一定要进行消毒。

勤洗手

要经常用流动水和肥皂洗手，特别是在饭前、便后、接触污染物品如药剂后，更要将手清洗干净。

洗清剂浸泡消毒

对于不适于高温煮沸的物品可用0.5%过氧乙酸浸泡0.5～1小时，或用5%漂白粉上清液(漂白粉沉淀后，上面的清水)浸泡30～60分钟，也可用含500毫克/升的有效氯洗清剂浸泡5～10分钟，取出后用清水冲净。浸泡消毒时，食物应完全被浸没。

食醋浸泡消毒

食醋中含有醋酸等多种成分，具有一定的杀菌能力，用食醋100～150克，加水2倍，用来浸泡消毒，可取得一定的杀菌效果。

盐水浸泡消毒

盐水具有清洁杀菌的作用，将菠萝浸泡在经过稀释的盐水中，可除掉菠萝的酸涩感。

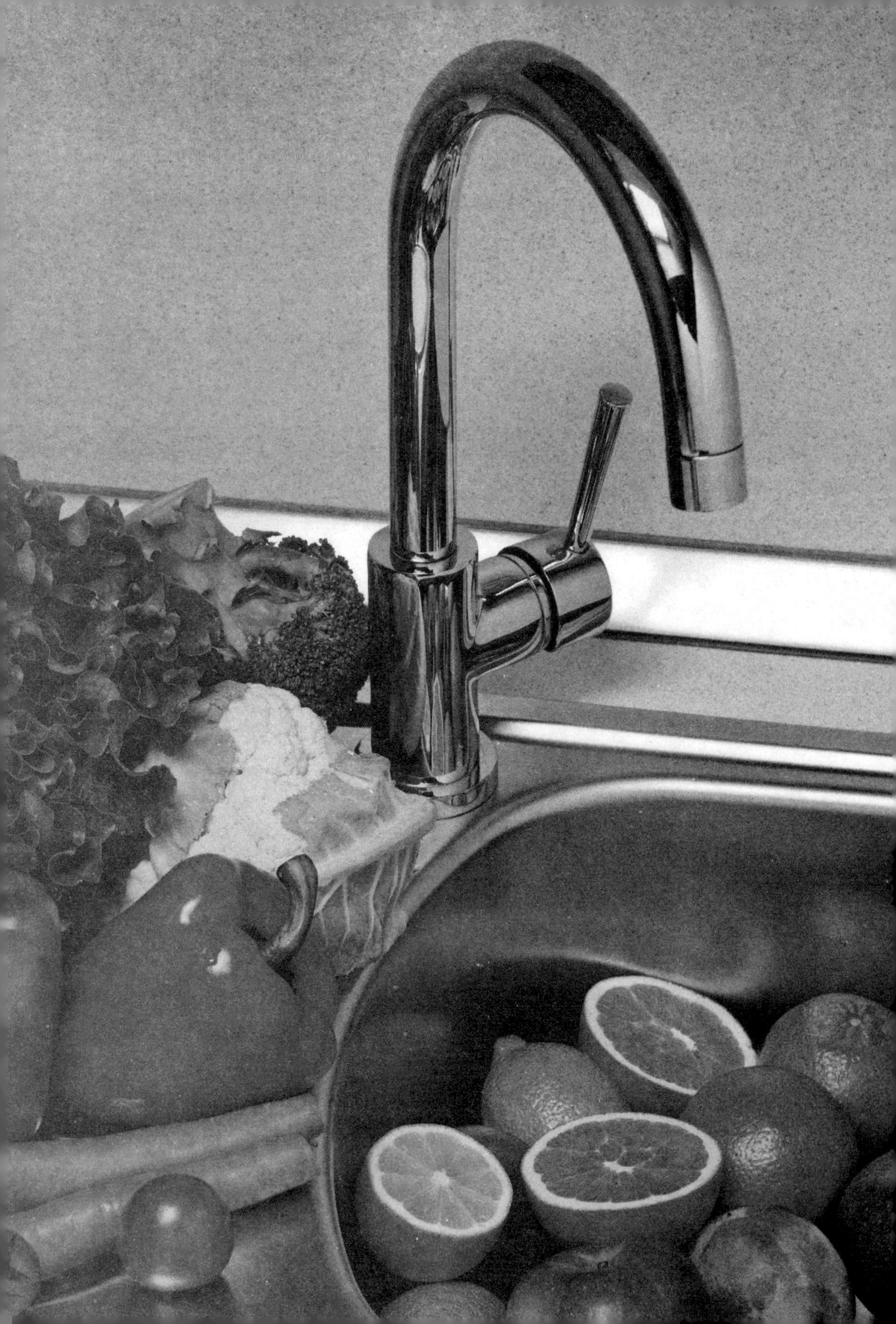

第14章

给食物上道保险：厨房清洁消毒窍门

食物中有多少外来毒物都是来自厨房的污染，抽油烟机、燃气灶、炉台的污渍，水槽内的水垢、刀具上的铁锈，擦桌布上的细菌，都会使食物变色、变质、变味。所以，要使食物无污染，先给食物一个无污染的环境。

拥有一个清洁的厨房环境

地面清洁

厨房地面的清洁可将纸巾贴在瓷砖上，在上面喷洒清洁剂，放置一段时间，油垢就会全部被吸入纸巾。然后将纸巾撕掉，再用干净的抹布蘸清水擦干净即可。瓷砖缝等较难清洁的地方，可以借助旧牙刷刷洗，较省力。这样厨房瓷砖地面就会光洁如新。

灶具清洁

煤气灶上的火架被油或汤汁弄得油腻，只用清洁剂是不能清洗干净的。可将火架放入盛满热水的锅中煮一会儿，污垢就会被分解。火架的瓦斯孔经常被汤汁油污堵住，可以用牙签清理孔穴。用黏稠的米汤涂在灶具上，待米汤结痂干燥后轻轻一刮，油污就会随米汤结痂一起清除；如用较稀的米汤、面汤直接清洗，效果也不错。

灶台清洁

灶台使用久了，上面会形成一层厚厚的油污，用刷子蘸清洁剂很难彻底清洗干净。将百洁布在啤酒中浸泡一会儿，然后擦拭灶台，灶台即可光亮如新；使用剩下的萝卜或黄瓜碎屑，蘸清洁剂刷洗灶具，再用清水冲洗干净，除污效果也很好。

其他物件清洁

厨房里的窗户、灯具和玻璃器皿时间一长就会被油烟熏黑，不易洗净。可将适量的食醋加热，用抹布蘸些微热的食醋擦洗，很容易清除油污。

水龙头上有难以清除的水渍，可以将一片新鲜的柠檬片或橙皮围绕水龙头擦拭，具有强效去污的作用。

家用燃气灶的清洁

灶台接缝处清洁

在燃气灶台与墙壁连接的地方，是最容易积攒油污的死角：每天日常的煎炸烹炒都离不开燃气灶台，在灶台侧面和后面的瓷砖墙上、瓷砖之间的接缝处油污满满。如何才能让接缝处不再藏污纳垢?

这里有一个小窍门，**用一个蜡烛头轻轻地涂抹每一条瓷砖的接缝，先是顺着接缝的方向涂，涂满以后再逆方向涂一遍，使蜡烛的厚度与瓷砖的厚度持平。**因为蜡烛表面光滑，即使有油污沾在上面，只要用洗洁精加水轻擦一遍就可以去掉油污。

灶台深度清洁小窍门

如果想给灶台深度清洁，**可以将两勺白醋与200毫升温水混合，然后用海绵或丝瓜瓤蘸“热醋水”清洗，不锈钢灶台即可光亮如新；**用500毫升热水与30克小苏打(碳酸氢钠)混合，用清洁布或丝瓜瓤蘸取刷洗，同样轻松去除灶台油污；如果灶台油垢比较顽固，可以直接将小苏打细末撒在灶台上，然后用干布擦拭，再用清水冲洗干净。

灶台上因沾染油污和菜汤变色的地方，用土豆皮的内表皮擦拭，然后再用热水清洗一遍，灶台即可干净。

家用燃气灶的常见保养

对于不锈钢面板，每次烹饪完毕后，用柔软的清洁布蘸清洁剂进行去污处理，擦干后，再用少量不锈钢上光剂涂抹表面，可以确保燃气灶历久如新；对于玻璃面板，应避免较重物体的碰撞，烹饪完毕后用柔软的清洁布蘸清洁剂进行去污处理并擦干。

燃气灶使用一段时间后，如果感觉火力慢慢变小、变弱，很可能是燃气灶的火孔堵塞所致，可以用一根细针清理一下火孔。如果燃气灶点火后松手火灭，是由于火盖边铜针状的传感探头积灰所致，需用干布进行清洁。

灶具内进入污物，会引起细菌的滋生和产生异味，导致灶具零部件的锈蚀和电路损坏，需要定期请专业售后服务人员对灶具进行清洁和保养。

抽油烟机的拆装和清洁

抽油烟机是厨房环境清洁的好帮手，能够轻松地解决厨房油烟的熏染问题。然而长时间使用抽油烟机，表面和内腔会充满油污，影响排烟功能。所以，抽油烟机每隔一段时间需要进行拆洗，以保证正常使用。

新抽油烟机在使用前，可先在储油盒里撒上一层肥皂粉，再注入约1/3的水，这样吸进的油就漂在水面上，而不会沾在盒壁上，等废油满后倒掉即可。

机身防油小窍门

抽油烟机的机身想防止油垢污染，可在启用前，用微湿的抹布蘸上洗洁剂(不要兑水)擦拭机身，包括扇叶也要彻底擦拭，等自然干透后，就形成了防止油烟黏附的清洁剂涂层。由于油污与机身之间有这样一个“防护涂层”，因此，用80℃的热水直接清洗机身，就会洗干净油污；每清洁完一次，在机身上都要涂一遍清洁剂，要涂得稍厚。

抽油烟机储油盒里的废油是“最佳祛除剂”，将最上面的一层过滤掉，可用来清洁换气扇、灶台和抽油烟机的污渍。具体的做法是，用湿布蘸取废油涂抹于油污处，浸泡约半分钟后用布擦掉，然后用干净的百洁布擦拭，吸油烟机的机身就会光亮如新。

储油盒和油网的清洗

在储油盒的内壁贴上一层保鲜膜或套上一只小塑料袋，保鲜膜或塑料袋要完全盖住盒内表面，用来盛装吸附的废油，隔一段时间只需换一次保鲜膜或塑料袋即可，储油盒则可长久地保持洁净无油垢。

抽油烟机的油网起到保护扇叶片的作用，也需要定期清洁。可用螺丝刀慢慢将油网卸下来，喷上强效清洁剂后放入塑料袋中，静置15分钟后取出，再用抹布蘸热水仔细清洗。油网上的油垢往往很厚，为了清洗更方便快捷，可以先用薄竹片轻轻刮下一部分油垢后再进行清洗。

抽油烟机扇叶的拆洗

抽油烟机的扇叶除了用清洁剂清洁外，可以用以下小窍门来去油：

先将扇叶刷洗好晾干，再涂上一层胶水，这样使用几个月后扇叶上的油污就会粘连成片，轻轻一撕，既方便又干净。

在灶台上铺上一层报纸，打开抽油烟机的开关，使扇叶“预热”2分钟，然后在风扇上喷洗洁精。关掉抽油烟机，静置3分钟，再在抽油烟机的风扇内喷上热水，打开开关，已溶解的油污会滴到储油盒中。

高压锅内放半锅冷水，烧沸，待有蒸汽不断排出时取下限压阀，打开抽油烟机，将蒸汽水柱对准旋转着的扇叶，由于高热水蒸气不断冲淋扇叶，油污水就会流入废油盒内。

将2毫升洗洁精和50毫升食醋混合，加入热水，将扇叶拆下放入其中，约15分钟后，再用干净的抹布擦洗。此种方法不但对抽油烟机无腐蚀，还能保持原有光泽。

不带过滤网罩抽油烟机的清洗

一般不带有过滤网罩的抽油烟机清洗过程如下：

将抽油烟机的电源切断，确保人身安全。按说明书规定的周期指示，将抽油烟机的外壳表面和网罩进行清洗。方法是：采用软布蘸有少量的放有中性洗涤剂的温水擦洗，再用干的软布擦干即可。

叶轮和蜗壳的拆洗

叶轮和蜗壳内腔的拆洗方法如下：

先将网罩盖板和网罩一一卸下，然后再拧开叶轮的螺钉，取出叶轮。将取出的零件放在有中性洗涤剂的温水中浸泡，用软布洗净后擦干；蜗壳内腔里的污垢，可用带有少量放有中性洗涤剂的温水清洗，用软布擦干。清洗完毕后，将以上各部件装好，检查器具的油路是否顺畅，蜗壳上的密封圈是否密封良好。

清洗叶轮和蜗壳时需要注意：电机和电气部分不能进水；不能用力拉扯内部的连接线，否则会使连接点松脱，造成触电危险；禁止用酒精、汽油等易燃品清洗抽油烟机，以防火灾事故的发生；清洗时，应戴上橡胶手套，以防金属件的伤害；拆下的零件要轻拿轻放，以免变形，清洗叶轮时，不可触碰或挪动叶片，否则会造成部件振动，产生噪音。

带过滤网罩抽油烟机的清洗

带有过滤网罩的抽油烟机，由于油烟进入器具内部以前已经过滤，所以内部的结构不需要进行清洗，只需要按说明书规定的周期清洗器具外壳和过滤网罩即可。

微波炉如何清洁

微波炉日常保养的重点就是清洁，清洁微波炉时请注意以下几点：

在清洁之前，先将电源切断。最好在刚使用过后进行清洁工作会更加便捷，当食物加热完后，用湿擦布立即将炉门上、炉腔内和玻璃盘上的脏物擦掉。若没有及时清洁，多次使用后最好用容器盛一些水加热成蒸气，用水蒸气促进炉内油垢软化，再用湿布擦洗干净即可。如污垢厚重，可以用清洁布蘸上中性洗涤剂或肥皂水擦洗。

清洗禁忌事项

微波炉禁止用水冲洗。

禁止用汽油以及硬质的布或毛刷刷洗，否则会破坏漆层，导致炉腔生锈，严重时造成微波炉损坏。

微波炉用久后，炉腔内会有异味，可用柠檬或食醋加水在炉内加热煮沸即可消除。

微波炉在使用或擦洗后，炉腔内会有水蒸气而变得潮湿。因此，应用干布擦干或打开炉门使其通风干燥，可减少故障的发生，延长微波炉的使用寿命。

轻松去油污

日常生活去油污小窍门：

喷雾剂去油法：使用市场上购买的喷雾式去油污清洁剂，可根据不同的需要和所针对的污渍分别使用。

涂抹洗洁精法：将洗涤剂直接涂在靠近灶台墙壁的瓷砖或抽油烟机的外壳上，干燥后将形成一层透明的隔油膜，能起到隔离的作用，便于清洗。

以油攻油法：长期停留在抽油烟机表面和灶具周围瓷砖表面的顽渍油污，可用准备废弃的食用油先涂抹一遍，过几分钟后再用常规的清洁方法清洗。

瓜果去污法：用吃剩下的西瓜皮、苹果核、黄瓜蒂等擦拭，可达到去除油污的效果。

米（面）汤去污法：煤气灶具沾上油污后，可用黏稠的米汤涂抹在表面上，待米汤结痂干燥后，用木筷或塑料片轻刮，油污就会随米汤结痂一起除去。

热碱水加洗涤剂去油法：将少许纯碱用热水融化，并加入适量的洗衣粉或洗涤灵，用这样的溶液清洗油污较重的抽油烟机或灶台效果很好。

榨汁机的清洗

使用榨汁机榨完果汁后，应及时清理干净，不要让果渣等杂物残留。外观的清洁可以用抹布擦拭，切忌用水冲洗，或者用硬毛刷刷洗。注意榨汁机的底座严禁浸入水中，以免电机的绝缘部分被损坏。

可将刀头拆卸下来，但是次数不宜过于频繁。刀头处容易缠绕水果及其他食物的纤维或残渣，可以先顺着缠绕的方向将残渣清理干净，再用水冲洗。

细小的缝隙内的残渣，如果清理不便，可使用废旧的小毛刷或牙刷，它们在清理缝隙处的残渣别具功效。

如果刀头绞过肉，可以将馒头渣放入搅拌机，进行搅拌，馒头渣能够有效吸附肉末，可以使绞肉机清理干净。

刀具除锈

菜刀和我们的生活息息相关，有厨房就离不开菜刀。为了我们的身体健康，一定要注意每天擦拭刀具，保持刀具的清洁卫生和维护其良好的使用性能。

刀具使用完毕可用清水清洗，用干净的毛巾擦干刀体、刀根、刀背、刀柄处，并放于通风透气的地方。菜刀要避免被酸碱腐蚀。

刀具如果保存不当，很容易因潮湿而生锈。生锈的菜刀不宜使用，会影响食物的卫生和味道。菜刀如果生锈，可放在淘米水里浸泡30～60分钟，可以除锈，取出后用抹布擦干净即可。

用切开的洋葱在菜刀上擦，也可以除锈。

平时用完菜刀以后，用布擦拭干净，再在菜刀表面涂抹一层生油，或者用姜片擦，可以预防生锈。

使用刀具时应按正确的方法操作，否则会损害刀具，导致刀锋变钝。使用切刀或骨刀斩骨等硬物时，要直上直下，勿左右摇摆。

水壶除垢

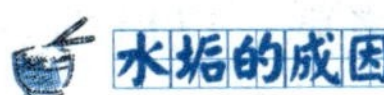

水垢的成因

水垢的产生主要跟水质有关。当水质较硬，水中的含氧量不足、水分子不稳定时，水中的钙、镁离子溶解性就会降低，渐渐沉淀下来，从而形成水垢。在日常用的水壶、茶壶以及电水壶等内部都容易结成水垢。

定期将水壶进行擦洗，能够防止水垢的形成。如果已形成水垢，可以采用多种方法来清除。

除垢小窍门

在水壶里放些纸屑，然后倒进温盐水，轻轻摇晃，水垢即可除净。

倒入浓度为1%的小苏打水500克左右，或将食醋加热装入壶内，轻轻摇涮，水垢即可除掉。

把两个碎鸡蛋壳装进壶中，再装入凉水，上下左右摇晃，最后用清水涮洗干净即可。

取200克稀释盐酸放壶内浸泡，摇动，可以清除水垢。

用煮过面条的面汤倒入壶内，摇晃几分钟后倒掉，再用清水冲洗即可干净。

取一些向阳叶或南瓜叶切成碎片放入壶内，再加入少许冷水，轻轻摇晃几下，再用清水洗净即可。

用铝制水壶烧水时，放一小匙小苏打，烧沸几分钟，水垢即除。

如烧水壶有了水碱，可在水中放入几匙醋，烧开后水碱可除。

在烧水壶里放一只干净的口罩，烧水时，水垢会被口罩吸附。

烧开水的壶用久了积垢坚硬难除，可用它煮上两次鸡蛋，会有理想的效果。

铝壶或铝锅用一段时间后会结成一层薄薄的水垢，将土豆皮放在里面，加适量水烧沸，煮10分钟左右可除水垢。

将空水壶放在炉子上，烧干水垢中的水分，看到壶底有裂纹或烧至壶底发出“嘭”声时，取下水壶，并迅速地注入凉水，或将烧干的水壶迅速放在冷水中(不要让水注入壶内)。重复多次，壶底水垢会因热胀冷缩而脱落。

在新水壶内放半水壶以上的山芋，加满水，将山芋煮熟。以后再烧水，就不会积水垢了。水壶煮过山芋后，内壁不要擦洗，否则会失去防垢作用。对于已有水垢的旧水壶用以上方法煮1～2次山芋后，不仅使原来的水垢逐渐脱落，还能防止再积新水垢。

在水壶中放上一块磁铁，烧水时会使厚厚的壶底水垢自行裂开。

抹布，最好两周一换

每个厨房里都备有一块或多块洗碗布，早中晚饭后都会用它来洗碗、洗盘子、擦桌子。有些主妇还喜欢在洗碗后用抹布将碗筷擦干净。殊不知，潮湿的洗碗布如果长时间不更换，其中所含的微生物数量高达数万。

一块潮湿的脏抹布所含的病菌数量甚至超过马桶内壁，所以抹布的卫生是不容忽视的。平时厨房里应多准备几块洗碗布，每次使用一块后，要煮沸消毒或在阳光下暴晒，完全干燥后再使用。

洗干净的碗最好不要用抹布擦，这样只会被抹布上的细菌二次污染。清洗后的碗筷盘碟最好侧立摆放，自然风干。

厨房用的擦桌布要和洗碗布分开，并每隔一天用消毒液消毒一次，做到常消毒常更新。

通常应每隔一两周就更换一次抹布。为了减少细菌的滋生，每次使用过后应用热水彻底清洗，并在阳光下晾晒消毒。

餐具消毒的常用方法

吃完饭懒得收拾把碗筷交给洗碗机，水杯有茶垢改用一次性纸杯，外出就餐随手就是一次性卫生筷……现代化的快捷生活方式给人们带来便利的同时也带来了疑惑和隐忧：这些看上去很卫生的餐具真得能为我们的健康负责吗？家常餐具消毒可用以下几种方法：

煮沸消毒法。将清洗干净的餐具置入沸水中，消毒2～5分钟。

蒸汽消毒法。将清洗干净的餐具置入蒸汽柜或蒸汽箱中，使温度升到100℃时，消毒5～10分钟；用烧开水产生的大量蒸气消毒餐具，也有很好的效果，可清除餐具残留的水碱。

烤箱消毒法。如红外线消毒柜等，温度一般在120℃左右，消毒15～20分钟。

浸泡消毒法。不耐高温的餐具，特别是酒具,遇热容易爆裂、变形等，可使用漂白粉、高锰酸钾溶液等消毒液浸泡。浸泡时，一定要注意药液必须没过餐具；药液浓度要调配适量，如漂白粉用0.5%澄清液即可。浸泡时间要充足，一般需15～30分钟；浸泡后再用清水冲洗干净即可。

化学消毒法。家庭餐具或临时性的餐具可用专用消毒剂进行消毒。选用的化学消毒剂必须是经卫生行政部门批准的餐具消毒剂，不能使用工业消毒剂对餐具进行消毒。使用餐具消毒剂要严格按照该产品说明书规定的浓度进行；将餐具置入消毒液中浸泡10～15分钟，消毒完毕后，应使用流动水清除餐具表面上残留的消毒剂，去掉异味。使用化学消毒时，应随时更新消毒液，不可长时间反复使用。

健康小贴士

大型高档酒店或星级宾馆、饭店里的餐具通常是经过高温消毒的，可采用洗碗机或餐具消毒机进行餐具消毒。餐具洗涤消毒合格的标准一般为：表面光洁干燥、无油渍、无异味。

消毒餐具质量的鉴别

鉴别消毒餐具的质量，可以有以下三种方法：

首先，透过密封膜观察，如餐具表面有明显的裂缝与破口，表明质量不佳，正规消毒餐具是能够经受反复高温消毒的镁质强化瓷餐具；其次，仔细观察消毒餐具表面有没有污迹和水痕，经过高温消毒的餐具不会有水痕，如果消毒餐具潮湿、密封薄膜内有雾气，说明消毒不彻底；最后，打开消毒餐具，用手摸摸餐具壁、玻璃杯壁，看看是否粘手，玻璃杯是否有油垢，如果粘手和有油垢，则说明消毒不彻底。

微波炉消毒效果好

微波炉不但是人们日常生活中的好帮手，还是家庭消毒的一大法宝。微波炉在工作时，微波与光波同时以30万公里/秒的速度进行里外交错加热，温度可迅速达到120℃，相当于高压蒸气灭菌的温度。

使用功效

微波炉具有消毒高效、时间短的优点。一般情况下，餐具在高火下转1～3分钟即可达到消毒效果；清洗过的厨房抹布，只需放入微波炉中加热1～2分钟；口罩、毛巾应加热3～4分钟，再用清水清洗干净，即可消毒。试验表明，一定强度的微波能在3分钟内杀灭大肠杆菌，6分钟内杀灭导致腹泻、结肠炎的病菌。所以，用微波炉杀菌效果最佳。

在微波灭菌技术中，微波指的是波长在0.001～1m、频率为300～300 000MHz的电磁波。用于灭菌的微波频率为2 450MHz。这种电磁波能引起反射、穿透、吸收等现象，使物质中的水分子振动、摩擦而发热，微生物和细菌在电磁波的作用下会受热致死。微波炉内强烈的旋转速度使微生物的营养细胞失去活性，破坏微生物细胞内的酶系统，从而进行灭菌。

微波炉可用于液态、固态物品的灭菌，对于肉、鱼、豆制品、牛乳、水果及啤酒等灭菌效果较好。微波炉灭菌具有穿透力强、节约能源、灭菌快、效率高、操作简单、便于控制等优点，不但使食物受热均匀，还能够保证食品的营养成分不被破坏，食物的色、香、味不会被改变。将包装好的食物置于微波场中，在极短时间内即可完成灭菌过程。

健康小贴士

用微波炉给餐具消毒时，餐具应先用湿毛巾包裹，再放入微波炉中加热。由于微波炉内温度过高，容易将餐具烤焦，降低杀菌效果。

在使用微波炉对食物加热杀菌时，不要让保鲜膜直接接触食物。因为保鲜膜在高温下会融化，产生毒素，损害人体健康。可将食物放入微波专用碗中，并加盖，这样可将水汽封住，使食物迅速均匀受热。

牛奶、油炸食品不能用微波炉加热。因为牛奶中的氨基酸经微波炉加热后，会转变为对人体有害的物质；而油炸食物在高温下会使油飞溅，导致明火。如不慎引起炉内起火，切忌开炉门，应先关电源，待火熄灭后再开门降温。

值得注意的是，不是所有餐具都适合用微波炉消毒。金属餐具一定不能放在微波炉中加热。因为金属餐具在加热中，会损伤到微波炉中的磁控管。磁控管是微波炉中的核心器件，如反复受损，会缩短微波炉的寿命。仿瓷餐具也不适合加热，容易造成餐具开裂。

用什么样的筷子最健康

现代人们不仅讲究饮食上的色香味，而且也越来越注重餐具的材质是否健康。比如我们日常吃饭离不开的筷子，其材质已达数十种之多。有竹筷、木筷、彩漆筷、塑料筷、骨质筷、银筷、象牙筷等。这么多的筷子，究竟哪一种最实用、最健康呢？

品种分类

健康又卫生，当选是竹筷。竹筷选用天然的竹子材质，是用无毒无害的环保材料制成的。但是由于材质的原因，竹筷容易被病原微生物污染，所以应经常清洁消毒。

涂彩漆的筷子最好不要使用，因为彩漆中含有重金属铅和有机苯等有毒物质，随着使用中出现的磨损，筷子上的彩漆涂料会脱落并随食物进入人体，严重危害人的健康。尤其是颜色亮丽的彩漆筷子，应避免给儿童使用。

塑料筷子质感较脆，受热后容易变形、熔化，产生对人体有害的物质。

骨筷质感好，但容易变色，而且价格比较昂贵。

银质、不锈钢等金属筷子重量大，外表光滑，并不利于使用。而且金属筷子导热性强，进食过热的食物时，容易烫伤嘴。

筷子的正确使用

首先，一家人尽量不要混用筷子，最好做到专人专用，否则容易造成疾病的交叉传染。研究表明，将近一半人的体内有导致胃病的幽门螺杆菌，这些细菌大多是通过家庭传播的，筷子是重要的传播介质之一。据检测，一双不干净的筷子上可能带有几万甚至几十万个细菌和病毒。人一旦使用了这样的筷子，就容易染上相关疾病，如肝炎、痢疾、急性胃肠炎等。当餐桌上很多人用筷子夹同一盘菜时，这些病原微生物就会通过筷子传播，引起交叉感染。

许多人在清洗筷子时习惯将整把筷子放在水龙头下搓洗，然后往筷子筒里一插。殊不知，这样做，筷子上很容易滋生细菌，危害人的健康。正确的洗法应该是：用洗洁精仔细搓洗筷子，沥干水后再放进筷子筒，存放在通风干燥的地方，以防霉菌污染。

筷子的保养

在不少家庭中，一双筷子使用两三年是常有的事。一双筷子用久了之后，表面不再光滑，而且经常搓洗容易使筷子变粗糙，筷子上面细小的凹槽里就会残留许多细菌和清洁剂，在这种情况下导致患病的机会增多。所以，家中筷子最好半年换一次。

筷子容易变质。由于长期用水洗涤，导致筷子长期处于潮湿状态，很容易滋生细菌。长期将筷子摆放在橱柜内，筷子会很快变质发霉。如果筷子上出现非竹子或木头本色的斑点，甚至黑斑，表示筷子已经发霉变质，不可继续使用。筷子看起来潮湿，或者出现弯曲、变形，则表示已受潮或搁置时间太长。如果筷子闻起来有明显的酸味，则说明已受污染，不可继续使用。如果长期使用霉变的筷子，轻者可能导致感染性腹泻、呕吐等消化系统疾病，严重发霉的筷子会滋生黄曲霉素，危害健康。

此外，不少人在吃饭前喜欢将筷子放在热水里烫一烫，认为这样即可杀灭细菌，但筷子只有在100℃的沸水里煮5分钟以上才能达到理想的杀菌效果，较理想的杀菌方式应是使用高温消毒柜对筷子进行彻底清洁和消毒。

健康小贴士

多数人在餐馆用餐会使用一次性筷子，很多人都认为一次性筷子更卫生，而不愿用消毒柜里的筷子。实际上，一次性筷子也有保质期，经常使用劣质的一次性筷子，对健康不利。所以，出外就餐应选择消毒过的筷子，而不要用一次性筷子。

不可小看的餐巾纸

使用添加荧光增白剂、滑石粉的纸巾看上去异常细腻洁白，却对身体十分有害。因此，购买纸巾最好选择相对安全的原浆纸。外出就餐最好自备纸巾，尽量避免使用餐馆的劣质餐巾纸。

购买要点

不同的纸巾上标的原料成分各不相同，有的标示“100%原生木浆”，有的标示“100%纯木浆”，还有的只写着“100%木浆”。购买时，除了要关注品牌和价格外，最主要的还是应关注其成分和质量。

品种分类

目前纸巾用纸分为三类：第一类是原浆纸，这种纸采用第一道纸浆，没有经过任何外来的印刷污染，所以质量最好、最安全；第二类是再生纸，也就是回收纸，这种纸采用回收使用过的纸通过数道工序筛选过滤重新制成纸浆；第三种是纯木浆纸，纯木浆纸可能是原浆纸，也可能是回收纸。用回收纸做出的纸巾颜色通常不够白，而荧光增白剂具有使纸巾增白的作用；如果回收纸纤维不均匀，采用滑石粉就会使纸巾变得光滑细腻。

餐巾纸的鉴别

如果使用含有荧光增白剂、滑石粉的餐巾纸擦嘴，很可能就会将这些化学物质一同吃进嘴里。

那么，如何才能准确辨别劣质餐巾纸呢？首先看产品的原料成分，分清原浆纸还是再生纸，看标识是卫生纸还是纸巾。通常餐巾纸、面巾纸都可用于擦手、擦嘴。如果纸面有黑点、纸纤维不均匀、出现孔洞、易撕破、吸水性差，则为劣质纸巾。

伪劣纸巾往往采用工业滑石粉，含有铅、镉等重金属，将纸巾用火烧一下，如果纸巾烧完后摸上去有颗粒状、发白，很可能含有滑石粉。而荧光增白剂会损害神经系统、血液循环系统。

所以，去外面餐馆吃饭时，尽量少用餐馆准备的餐巾纸，可以自己携带质量好的餐巾纸以备使用。

一次性纸杯是否真卫生

很多人在用纸杯时都会发现，有些纸杯一旦盛满热水后，就会变软，甚至渗漏，而且还会从杯子中闻到一股怪味。这是因为，一些纸杯生产厂家为了减少成本，将本应涂在纸杯内层的聚乙烯树脂改为废塑料和纯度较低的工业聚乙烯来替代。

此外，一些生产厂家使用了大量回收的废纸，用这种劣质废纸生产的纸杯，会损害人体健康。

为了增加纸杯的重量和纸质的均匀感，生产厂家还会在劣质纸杯中增加碳酸钙、滑石粉、劣质胶水等添加剂，长期摄入这些添加剂，会造成胆结石、肾结石、便秘等疾病。

加入大量荧光增白剂，可以使废纸生产的纸杯变得更洁白。将这种纸杯放在荧光灯下，会呈现出蓝色。而荧光物质一旦进入人体，可以使细胞产生变异，成为潜在的致癌因素。

从环保和人体自身的健康考虑，应该少用甚至不用一次性纸杯。

选购要点

购买一次性纸杯，应该选择到正规的超市和在杯身或杯底印有国家市场准入标志QS的纸杯，尽量不要选择图案过多、颜色鲜艳丰富的纸杯。劣质纸杯一般表面有杂质，杯子很软，轻轻一撕就破，并且散发出刺鼻的油墨味道，说明这种纸杯中含苯超标，最好不要购买。

使用一次性纸杯时，第一杯水最好不要喝，先拿开水烫一下，过四五分钟将水倒掉，可以让纸杯中有害物质充分挥发。

保鲜膜的使用

如今，市面上食品包装产品有很多，如保鲜膜、保鲜袋、保鲜盒等。专家指出，保鲜的目的主要是保水、保质和保营养，其中保鲜膜的保鲜功效最好。合格的保鲜膜透气性强，便于内外氧气的自由交换和流通，有效阻止厌氧菌的繁殖，在一定时间内能保证食物的新鲜品质。

人们使用保鲜膜是为了延长食物的保质期，让食物更新鲜更有品质，以利于身体健康，但如果保鲜膜使用不当，会让食物变成毒物。

使用功效

保鲜膜对不同的蔬果会产生不同的影响。水分较大的水果和蔬菜适合用保鲜膜，比如苹果、梨、西红柿、油菜、韭黄等，使用保鲜膜不但能长时间保鲜，还会增加其中的一些营养素。实验表明，裹上保鲜膜的韭黄，24小时后其维生素C的含量比不裹保鲜膜时要增多。

而有些蔬菜则不宜使用保鲜膜。裹上保鲜膜的萝卜或豆角存放一天后，维生素C含量会减少；用保鲜膜包裹的黄瓜存放一天一夜后，其维生素C的损失量相当于5个苹果。

此外，熟食不宜用保鲜膜包装贮藏。熟食、热食、含油脂的食物，特别是肉类，最好不要用保鲜膜包装贮藏。因为这些食物和保鲜膜接触后，很容易使材料中所含的化学成分挥发，溶解到食物中，对健康不利。

选购要点

目前市场上出售的绝大部分保鲜膜和常用的塑料袋一样，都是以乙烯为原材料制作而成。有的保鲜膜材料是聚乙烯，这种材料不含增塑剂，使用起来相对安全一些；有的材料是聚氯乙烯，这种材料经常加入稳定剂、润滑剂、辅助加工剂等原料，对人体有一定危害。因此，在选择上一定要慎重鉴别。

对于馒头、点心等面食，用保鲜膜显然很不方便，可以使用保鲜袋，由于保鲜袋较厚，透气性稍差，可以防止面食变干燥、发霉变质。使用时，尽量不要把口封死。保鲜盒的作用主要是密封，可以有效地将生熟食品隔离，适合冰箱储存。

洗碗机消毒

如今，洗碗机已经越来越多地走进家庭厨房中，成为家庭主妇的好帮手，为碗碟等餐具的清洗和消毒工作提供了方便。与手洗清洁餐具相比较，洗碗机具有节水、省电、清洁度高和消毒效果好等优点。

洗碗机的清洁方式主要分为喷淋式和涡流式两种，二者的清洁效果是不一样的。家用的洗碗机大多为涡流式。

洗碗机消毒的注意事项

使用洗碗机进行餐具的洗涤和消毒时，应注意下列问题：餐具在洗涤架上的摆放应符合设定的要求，不可乱堆乱放，以免影响洗涤消毒的效果；洗碗机工作水温控制在80℃左右；洗涤剂、消毒液应临时配制，随时更换；清洗和消毒结束后，应检查餐具洗涤、消毒的效果，如果清洁和消毒不够彻底，还可以重新进行洗涤、消毒；洗碗机应经常检修，以延长其寿命，使工作运行状态保持良好。

洗碗机的保养

在使用洗碗机给餐具清洁和消毒的同时，洗碗机本身也应该定期进行清洁。要保持全自动洗碗机内外的清洁卫生，使用完毕后，用刷子刷去过滤器上的污垢和沉积物，以防堵塞；洗涤槽内每月应除臭1～2次。清洁时，要注意控制开关等不要被水淋湿，保证绝缘性能，以免漏电。

为了更好地洗净餐具，消除水斑，应配合专用的洗碗机洗涤剂，不可用肥皂水或洗衣粉来代替。洗碗机专用洗涤剂具有高碱性，不能用手洗，以免灼伤皮肤。

冰箱消毒，每周一次

冰箱放置在房间久了，外壁会积起一层薄灰，可用柔软的湿布每天擦拭一次冰箱的外壳和拉手。每隔一个月左右，为冰箱施一次上光蜡，这样可以使冰箱外壳亮丽如新。

内部的清洁

冰箱内部的清洁工作最好每三个月进行一次。清洁时，先切断电源，然后用软布蘸上清水或洗洁剂轻轻擦洗。搁架要拿出来用水清洗。金属质地的搁架容易生锈，可以用水和白醋按1：1的比例调成醋水，浸泡搁架15分钟，可以有效预防搁架生锈。冰箱门上的密封条是清洁死角，也是冰箱内食物腐坏的“诱因”之一。可用酒精浸过的布清洁擦拭密封条，效果很好，或者用1：1醋水擦拭密封条，也可有效杀灭微生物。

清洗完冰箱内壁后，再用软布蘸取甘油沿着冰箱内壁轻轻涂抹一遍，可形成一层保护薄膜，这样冰箱的内壁再沾上牛奶或食物残渣，就会轻易地被擦拭掉，而不会牢牢黏在内壁上。

最好每周都对冰箱内胆及放置食品的搁架附件等进行全面的消毒。可用0.5%的漂白粉溶液擦洗，特别注意箱缝、拐角处要彻底清洗干净，然后再用干净的湿布擦干净即可。

食物的储存

熟食品进入冰箱前需凉透。未充分凉透的食物，如果突然进入低温环境中，会导致食物中心发生质变。食物带入的热气会引起水蒸气凝集，促使霉菌生长，导致整个冰箱内的食品都可能发生霉变。

另外，冰箱里取出的冷冻的肉、鱼、禽等荤食，最好用多少拿多少，切忌用不完又放回冰箱继续冷冻，这种反复解冻的荤食会产生致癌物质，严重影响人体健康。

食用冰箱里存放的食物后，出现发烧、大便次数增多且呈水样等情况，很可能是感染胃肠炎，一定要及时就医。

冰箱中的各种食物假如没有做到分隔收纳，或贮存时间过长腐坏变质，冰箱中就会产生难闻的异味。一旦出现异味，应该让冰箱停止工作，对冰箱内部进行彻底清洗和消毒。家庭冰箱除臭小窍门：在冰箱内放上两三块木炭，或将橘子皮、干柠檬切片、花茶等装进纱布袋中，可起到除味效果。还可以将50ml食醋、黄酒或半两小苏打放入瓶内，放在冰箱内，会吸附掉鱼腥味、肉腥味、剩菜味等异味。

收纳与整理

要想让减少冰箱内霉臭味或怪味的滋生，最大限度地给食物保鲜，就需要做好冰箱内食物的收纳和整理。比如，买来的蔬菜先去掉一部分老叶、黄叶，然后再放进冰箱储存；菜叶之间留有一定的空隙，以防止菜叶因内部湿度较高而腐坏；除泥后的蔬菜不要水洗，可分门别类地放入塑料袋里，不密封袋口；也可以购买专用的蔬果收纳架，将整棵的蔬菜竖放在收纳架上，不仅能保鲜，还可避免互相挤压；韭菜、洋葱、胡萝卜等气味重的蔬菜可用保鲜膜包裹捆起，避免气味在冰箱中扩散；水果可以放在纸袋中，或放在有孔塑料袋中，适当的透气可预防水分蒸发及腐烂变质；根茎类蔬果如土豆、萝卜、红薯等，温度高会发芽，温度低又易被冻伤，把它们放在冰箱冷藏室最下面的蛋筐里最合适。

叠放盛有剩菜的餐盘，容易造成冰箱串味。将生鲜配菜和加工过的菜肴分别装入全密封的保鲜盒中，再叠放进冰箱里，既能节省空间，又不会串味。

健康小贴士

冰箱冷冻室里的食品经常因为被遗忘而过期变质，为避免这种情况的发生，每次买回冷冻食品储存前先大致整理一下冷冻室，将先买的食品靠前存放。在冰箱门上用小磁铁粘一张便签小卡纸，上面标明冷冻食品的种类、数量与保质期等，以备随时检查和提醒自己。

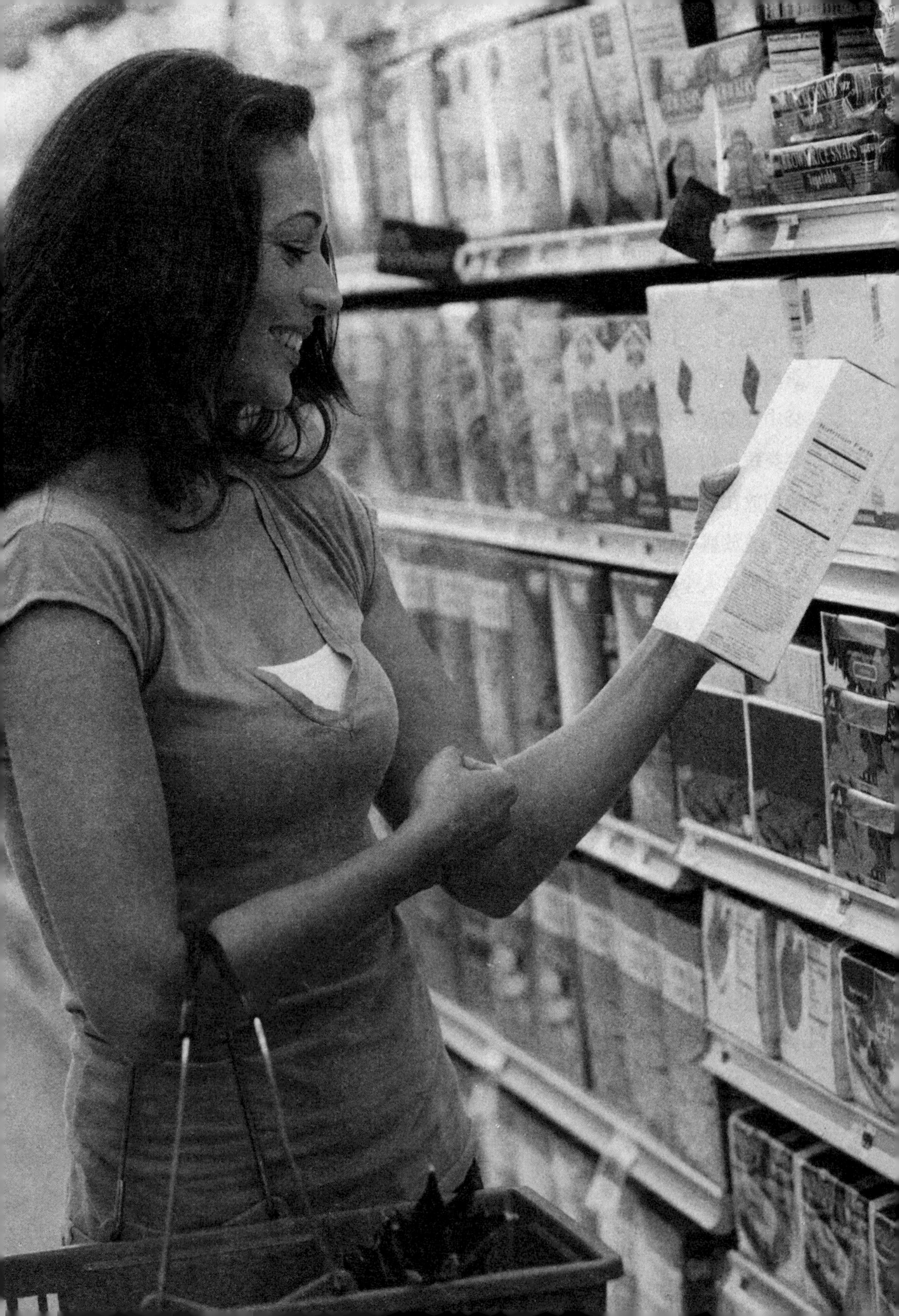

第15章

有毒无毒都写着：正确识别食品标签

食品标签是食品的“身份证”，每种食品都有唯一的一个食品标签与之对应。通过食品标签上的信息，我们可以了解食品的配料、营养成分、含量、保质期、出产地及食用方法等。可以说，好质量的食品从科学规范的食品标签开始。

正确识别食品标签

食品标签是指在食品包装上的一切附签、吊牌、文字、图形、符号等说明信息，用以表明食品的名称、配料、净含量（固形物含量）、厂家名称、生产日期及批号、保质期等。

标签上除了标注食品的基本信息外，还有食品的物理或化学特性、食用或饮用说明等描述内容。通过食品标签，我们可以了解食品的属性、口味和营养成分，以及对人体的作用。

严谨、科学、规范的食品标签，是饮食安全的第一关。通过阅读食品标签，我们能够鉴别伪劣食品。如果发现并证实其标签的标识与实际商品不符，可以依法投诉并可获得赔偿。

食品标签的鉴别

第一，查看标签的内容是否齐全。

食品标签必须标示的内容有：食品名称、配料清单、净含量和沥干物、固形物、含量、厂名和地址、生产日期或包装日期、保质期、产品标准号。

第二，看是否有QS标志。

米、面、油、酱油、醋、肉制品、乳制品、饮料、调味品、方便面等28类食品必须获得QS食品安全认证后方可生产，所以选购食品时应认准QS标志。

第三，标签内容是否清晰、完整。

食品标签的一切内容应清晰、醒目，方便消费者在选购时辨认和识读。如果标签出现模糊、脱落或与包装分离的现象，都说明是不合格的标签。

第四，标签内容是否科学规范。

食品标签上的语言、文字、图形、符号必须准确、科学。标示的文字和数字字号不能过小；汉字必须合乎规范；可以同时使用汉语拼音,也可以使用少数民族文字或外文，但必须与汉字有严密的对应关系，且外文不得大于相应的汉字。净含量与食品名称必须标注在包装上的近距离处，便于消费者识别和阅读。

第五，标签的内容是否真实。

食品标签的所有内容不得错误或容易引起误解。例如不可将配料表误标为成分表。

利用食品标签选购食品

我国对食品标签的内容及格式有统一的规定，食品标签的主要内容包括：食品名称、配料表或成分表，净含量或固形物含量，使（食）用方法，生产日期、保质期、厂名、厂址、批号等。另外，根据国外要求，出口食品还须标注食品营养标签。

了解食品标签的统一规定，有利于消费者日常选购，谨防假冒的食品。食品标签要醒目、简捷、全面、科学，方便识读。

食品名称有门道

在标签最为醒目的位置上通常是食品名称和净含量。食品名称的文字必须清楚、易识别，文字、符号清晰规范，图形设计直观、易懂。标签不得出现已被简化的繁体字、异体字、不规范的简化字和错别字。汉语拼音必须拼写正确，与汉字相对应。

标签上使用的重量单位，国际统一为克或千克，符号为g或kg；体积单位为毫升或升，符号为mL或L。

标签上的生产日期均采用国际标准标示法，如2014-08-30，表示该商品为2014年8月30日生产。若食品标签不符合规范，则可能为未经注册的假冒伪劣食品。

通过标签信息，能够简单分析和辨别出食品的质量。食品名称必须采用表明食品真实属性的专用名称，一切容易引起误解或混淆食品真实属性、物理状态和制作方法的食品名称是严禁使用的。在选购食品时，如果食品名称为高档次而价格却很低廉，该类食品大多为假冒伪劣的。

配料表要细看

要学会参考食品标签上的配料表或成分表。

食品标签上必须标有配料表，单一原料的食品可以除外，而一些特殊需要的食品，如婴幼儿食品、营养强化食品、特殊营养食品等，还必须按产品标准要求增加成分表。配料表中所有配料按加入量从多到少依次排列，复合配料按其原始配料从多到少一一排列。如复合配料已有国家标准或法规，其加入量小于食品总重量的25%时，则复合配料的原始配料不必详细列出，但其中的食品添加剂必须列出。因此，可以从配料或成分比例和含量上初步判断食品的质量。

食品日期需重视

食品的生产日期、保质期和保存期是关键的三要素。食品的包装上都标注有生产日期、保质期或保存期。保存日期在3个月以内的食品，可以只标明月、日。罐头食品的生产日期通常打印在罐头盒的顶部。饮料类生产日期通常在瓶身或瓶底印有喷码。

食品保质期指的是在相应的贮存条件下保证食品质量的期限。超过此期限，被认为是过期食品。食品保存日期指的是在相应的贮存条件下，食品可以食用的最终日期，在此日期之后，食品不可食用。保存期在18个月以上和7天以内的食品，可以免除保存期的标注。

饮料标签的识别

选购饮料时，须细看标签。目前，市场上比较常见的饮料主要有：具有抗氧化作用的茶饮料；富含维生素、胡萝卜素，具有助消化、增体能作用的果蔬饮料；提供能量和蛋白质的植物蛋白饮料；添加了维生素、矿物质，能补充人体能量的功能性饮料等。

正规的功能性饮料标签具有以下两个特征：

一是产品包装上都有一个写有“保健食品”字样的“小蓝帽”图标；

二是真正的功能性饮料在包装上都写有“卫食健字××第××号”类似的批准文号。购买时可以此作为判断标准。

包装上的防伪标签

在一些食品的包装上往往会印有防伪标识，这是辨别食品真伪的重要参考依据。每件商品都有唯一的防伪标识，用以表明该商品是不可替代的。例如数码防伪，一件商品的防伪标识表示一个身份码。每一个防伪标识只能一次性使用，不能复制。

防伪标识可通过感官或仪器在要求的识别条件下正确识别。有的防伪识别标识直接通过感官即能识别；有的防伪标识必须经过仪器如放大镜、激光笔、紫外荧光鉴别器等来识别。而高难度的防伪标识要通过专用仪器由专家识别。

防伪标识技术具有安全、保密性高的特点，在设计、制作上一般不宜被模仿和复制。

一般来说，隐形防伪瓶盖指的是一种高技术、高质量、高难度的防伪瓶盖，这种隐形防伪瓶盖采用在金属瓶盖顶面直接制作出的一种隐蔽真形、闪光变色的防伪标记，它的特点是成本低、易识别、难仿制。

有的防伪标志受热后，颜色会发生变化，如用火烤，图案的颜色就会变化。

荧光型的防伪标识用专用的防伪鉴别灯一照，防伪标志会发亮。

隐形技术的防伪标识在太阳光或聚光电筒的照射下能反射出一种图案。

正确识别营养标签

婴幼儿食品、营养强化食品、低糖低脂食品、低钠食品、高钙食品、粗粮食品等，这些被称为营养食品。营养食品通过改变食品的天然营养素的成分和含量比例，可以适应特殊人群的营养需要。

营养食品是专为适应某类营养和元素的需要者而设计和调配的，所以，在购买营养食品时，更应重视食品的标签信息。

营养标签的鉴别

营养食品标签除了具备普通食品包装上必备的信息，还特别注明热量和营养素的含量比例。通常所指的热量，是指每100克或每100毫升特殊营养食品的热量，及每份建议食用的定量食品中的热量。营养素是构成食品成分的物质，主要包括蛋白质、脂肪、碳水化合物、矿物质和维生素五大类，用以维持人体的正常代谢。

超市里有的食品标签上标着“高钙”，有的标着“高纤维素”，这些食品究竟对健康有多大的益处？营养专家建议，要注意查看食品标签，别轻信包装上“高钙”、“高纤维”等字样。虽然食品包装上有明确标示的产品营养信息，但有些食品标注的“高钙”含量未必属实。

因此，购买食品时要学会看包装上的食品营养标签。我国对高钙、低钠、高纤维等的含量都有明确规定，营养成分占营养素参考值超过30%，则为高钙食物；100克食物中纤维素的含量超过6克，则为高纤维食物。

健康小贴士

营养保健类食品的标签不但要标明基本信息，而且还要特别标注功效成分、保健功能、食用方法、使用对象或人群等信息。

据有关规定，任何营养类食品的标签严禁使用对某种疾病有预防或治疗作用的字样；不得标注“延年益寿”、“白发变黑”、“祖传秘方”、“健美食品”、“宫廷食品”等类似词语；在食品的名称前后，不得冠以药物名称，也不能以药物的图案或名称暗示疗效、保健或其他作用。在购买营养食品时，如果标签上标有以上字样，说明该食品是夸大功效，不要盲目购买。

食品的保质期和保存期不一样

在食品的标签上，除了印有食品名称、配料、制造商等信息，还有一项重要的信息就是食品的保质期和保存期。

大多数人在购买食品时比较注意生产日期，而对保质期与保存期关注不大，甚至将保存期与保质期等同起来。

不少人认为，过了保质期的食品不能再食用，而过了保存期的食品可能还可以再吃几天。可见，对“保质期”与“保存期”的概念，人们很容易造成误解。

“保质期”“保存期”是一回事吗

实际上，“保质期”和“保存期”不是一回事。选购食品时，要谨慎辨别“保质期”与“保存期”。

食品的保质期不同于保存期。一般来说，同一食品的保存期要长于保质期。

保质期是指食品在正常条件下的质量保证期限，由生产者提供，通常标注在限时使用的食品外包装上。在保质期内，生产企业对该食品的质量负责。保质期是食品的最佳食用期，在保质期内，食品完全适于销售和食用，食品的外观、味道、物理或化学特性、营养成分、安全性等都符合产品标准。

对于超过标签上标注的保质期的食品，就是我们所说的过期食品。超过了保质期，食品在色、香、味等方面都有可能发生变化，其营养价值会降低。所以，食品应在保质期内食用完，过了保质期的食物最好不要食用。

食品的保存期是指食品的最长保存期限。超过保存日期的食品，会失去食品的原有特性，丧失食用价值，因此，保存期的期限日就是食品的失效日期。根据《产品质量法》规定，销售者不得销售过了保存期限的食品。所以，保质期为最佳食用期，而保存期为最终食用期限。

储存要点

食品的保质期和保存期与食品的贮存条件密切相关。所以，购买的食品应严格按照标签上注明的贮存条件来保存，如冷藏贮存、避光保存、阴凉干燥处保存等。在选购食品时，注意食品及其保存环境是否符合标签上的规定。如果不符合规定，即使食品没有超过保存期，也可能已经变质，是不能食用的。

如何看“洋食品”标签

洋酒、洋水果等进口“洋食品”越来越多地进入我们的生活，但是很多人在购买的时候还是不放心，不知道自己买到的究竟是不是真正的进口货，到底如何才能买得放心呢?

选购要点

第一，查看进口食品的外包装上是否有中文标签。据国家出入境检验检疫局《进出口食品标签管理办法》规定，进口食品标签必须经过审核，进口食品标签必须为正式中文标签。

第二，查看进口食品的外包装上是否贴有“CIQ”激光防伪标志。“CIQ”是中国检验检疫的简称，2000年，对检验检疫合作的进口食品统一加贴此标志。“CIQ”标志基本样式为圆形，底色为银色，“中国进出口检验检疫”字样呈蓝色，规格有10cm、20cm、30cm、40cm四种，背面注有九位数码。“CIQ”标志是辨别进口食品真伪的重要手段。

第三，查看“进口食品卫生证书”。检验检疫部门对进口食品检验检疫合格后，即签发该证书，证书上注明进口食的品包括生产批号在内的详细信息，是进口食品的“身份证”，只要与证书信息相符，该食品就是正宗的进口食品。

认识“QS认证”标志

与食品质量安全相关的认证方法和程序十分复杂，但是我们可以通过食品标签上的一系列符号或字母标识来轻松获得这一信息。检查一下，是不是每种食品的标签上都印有“QS”呢?

QS是英文Quality Safety的缩写，是质量安全认证标志。

获得食品质量安全生产许可证的企业，食品经检验合格后，在出厂销售前，都要在食品包装上标注由国家统一制定的食品质量安全生产许可证编号，并加印食品质量安全认证标志“QS”。

食品质量安全认证标志的式样和使用办法由国家质检总局统一制定，该标志由“QS”英文大写字母和“质量安全”中文字样组成。标志主色调为蓝色，其中字母“Q”与“质量安全”四字为蓝色，字母“S”为白色。在使用时，该标志可根据需要按比例放大或缩小，但不得变形、变色。

凡标有“QS”标志的食品，即表示该食品符合质量安全的基本要求。

认识“ISO9000认证”标志

ISO即国际标准化组织（International Organization for Standardization）的英文简称，是世界上最大的国际标准化组织。1947年，ISO正式成立，它的前身是国际标准化协会国际联合会(简称ISA)。

ISO的主要任务是负责除电工、电子领域之外的其他领域的标准化活动,在世界上促进标准化及其相关活动的发展，为商品和服务的国际交换提供了方便，以及在智力、科学、技术和经济领域开展合作。ISO的组织来自117个国家和地区的117个成员，其日常办事机构是中央秘书处，设在瑞士的日内瓦。

ISO共设有2856个技术机构，包括技术委员会（简称TC）、分技术委员会（简称SC）、工作组（WG）、特别工作组，主要用于开展技术活动。而技术活动的成果就是一系列的“国际标准”。

ISO现已制定出的国际标准达10300多个，主要涉及包括服务产品、知识产品等在内的技术规范。

ISO国际标准除了有规范的名称之外，还有编号，如ISO8402：1987，ISO9000-1：1994等。

ISO9000是什么

ISO9000是一系列标准的统称。如ISO9000-1：1994，是指ISO9000族是由ISO/TC176制定的所有国际标准。其中，TC176意为ISO中第176个技术委员会，负责制定品质管理和品质保证技术的标准。

TC176最早制定的标准是ISO8402，于1986年正式发布。1987年，ISO正式发布ISO9000，连同ISO9001：1987，ISO9002：1987，ISO9003：1987，ISO9004：1987，共5个国际标准。与ISO8402：1986一起统称ISO9000系列标准。

ISO9000品质体系认证机构是经过国家认可的权威机构，对企业的品质体系的审核要求非常严格。食品企业可按照经过严格审核的国际标准化的品质体系进行品质管理，确保了食品质量的合格率，为企业增加经济效益和社会效益。实行ISO9000国际标准化的品质管理，可以稳定地提高产品品质，使企业在竞争中永远立于不败之地。

生产企业具备ISO9000品质体系认证证书，有认证机构的严格审核和定期监督，就可以赢得消费者的信赖，企业的信誉也得到消费者的认可。

认识“ISO22000认证”标志

ISO22000是国际食品标准的标识。因为世界许多国家各自建立自己的食品安全管理体系，这些体系标准的不一致使组织难以协调管理，为了协调各国不同的食品标准，于是产生了ISO22000国际食品标准。

ISO22000适用于整个食品供应链中的各个组织，包括饲料加工、初级产品加工、食品的制造、运输和储存以及零售商和饮食业。另外，如食品设备的生产、食品包装材料的生产、食品清洁剂的生产、食品添加剂的生产和食品配料的生产等，与食品生产紧密关联的环节，也可以采用ISO22000标准。

ISO22000认证的作用

ISO22000食品安全管理体系保证了整个食品链不存在薄弱环节和食品供应的安全。

食品安全对人的健康密切相关，在食品安全事件频发的现状下，ISO22000食品安全管理体系具有控制食品安全危害的作用，使符合食品安全的食品保持稳定，人们的健康得以保障。

经过ISO22000认证的食品企业，食品安全保证体系一般比较完善，所以保障了食品质量的安全。

认识“HACCP认证”标志

HACCP即英文Hazard Analysis and Critical Control Point的缩写，这一认证系统主要用于确保食品在生产、加工、制造、准备和食用等过程中的安全。具体来说，就是在食品生产过程中对可能发生的环节采取适当的控制措施，通过对加工过程的监视和控制，以防止危害的发生。

20世纪60年代，美国皮尔斯伯公司联合国家航空航天局（NASA）和一家军方实验室共同制定出HACCP认证体系，最初是为宇航员提供食品安全方面的保障。

如今，食品安全卫生已成为全球普遍关注的一大话题。随着越来越多的世界各地食物中毒事件的新闻报道，人们对食品安全卫生意识也日益提高。在美国、英国、澳大利亚等国家，已将HACCP体系列入市场的准入要求。世界营养专家一致认为，HACCP是保障食品安全最有效的管理体系。

HACCP体系的内容

HACCP是建立在企业良好的食品卫生管理传统基础上的一个管理体系。该体系实施的基础包括GMP、职工培训、设备维护保养、产品标识、批次管理等。

HACCP体系可以为所有潜在的生物、物理、化学的危害作出分析，并以此为依据确定预防措施，以防危害的发生。通过对所有潜在的危害进行分析，可以确定哪些是显著危害，找出关键点，这样有助于企业在生产中集中精力解决关键问题。根据不同食品的加工过程，可以表现出食品从原材料到成品、加工设施、加工人员到消费者方式等各方面的特点。

HACCP体系主要是企业根据自身情况所做的实验和数据进行分析，在吸收和利用他人的科学研究成果的基础上，确保食品安全与卫生。

但HACCP体系并不能一劳永逸，它仍然需要在发展变化中不断完善。

HACCP体系的作用

HACCP体系在食品生产过程中有着至关重要的作用。实践表明，通过体系对微生物、化学和物理污染的控制，食品企业可以更好地向消费者提供食品安全保证，降低食品生产过程中的危害，保障食品的安全，有效地预防食品污染，保障人们的健康。

肉、蛋、水产类

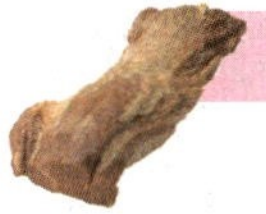

猪肉

细细看，轻轻压

新鲜猪肉呈淡红色，有光泽，具有正常的鲜肉气味，用手指按压凹陷后会立即复原。
用纸贴在肥瘦肉上，用手紧压，揭下来用火点燃，若不能燃烧，则说明肉中注了水。

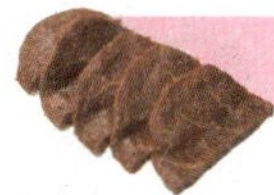

牛肉

摸一摸，按一按

新鲜牛肉红色均匀稍暗，表面不黏手，富有弹性，有正常的鲜肉气味。
变质牛肉严重黏手，或外表呈水湿样，指压后凹陷恢复很慢甚至不能恢复。

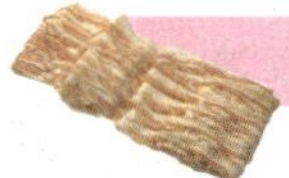

羊肉

手感、肉质来帮忙

新鲜羊肉肌肉结构坚实，有弹性，摸上去有点黏手。
不新鲜羊肉发软，不会黏手，脂肪变黄说明冷冻时间过久。

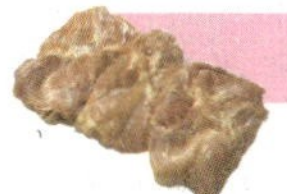

鸡肉

闻一闻，摸一摸

新鲜鸡肉表面有光泽且有弹性，肉切面具有光泽，具有鲜肉的正常气味。
劣质鸡肉眼球皱缩凹陷，色泽暗，腹腔内有轻微的气味，指压后凹陷恢复较慢或不能恢复

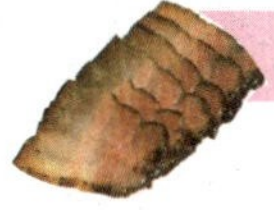

腊肉

辨色泽及弹性

优质腊肉呈鲜红或暗红色，肉身干爽，肉质紧实，有腊制品特有的风味。
劣质腊肉颜色发灰，没有光泽，脂肪呈黄色，表面有霉点，肉质松软无弹性。

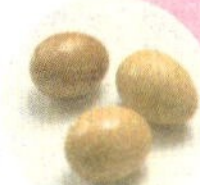

鸡蛋

蛋壳、蛋黄辨新陈

新鲜鸡蛋，蛋壳较毛糙，对着日光看呈微红色、半透明状，蛋黄轮廓比较清晰。
不新鲜的蛋，蛋壳比较光滑，不易透光，摇晃时有水声。

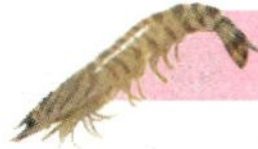

虾

捏一捏，闻一闻

鲜虾的肉色自然，头、身、尾连接紧密。
劣质虾的肉干瘪发黄，肉质白亮发黏、气味刺鼻的则可能是甲醛浸泡过的虾。

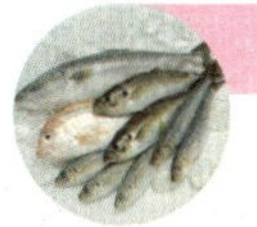

冻鱼

看鱼眼，观鱼身

新鲜冻鱼眼球凸起，黑白分明，冰冻结实，色泽发亮，洁白无污物，肛门紧缩。
不新鲜冻鱼眼球下陷呈灰白色，颜色灰暗或泛黄，无光泽。

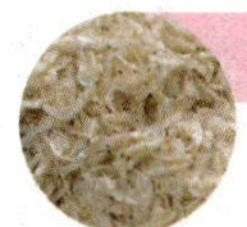

虾皮

看颜色，握一把

优质虾皮个体色呈红白或微黄，肉丰满，用手紧握一把松开后，虾皮散开，干燥适度。
劣质虾皮色泽深黄，个体软碎，不均匀整齐，无光泽，成团、碎末多或发黏。

蔬菜、水果类

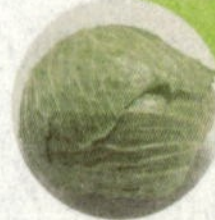

卷心菜　观察叶球的紧密度

优质卷心菜的叶球坚硬紧实，松散的表示包心不紧，不要买。
叶球坚实但顶部隆起，说明球内开始挑薹，口味变差，也不要买。

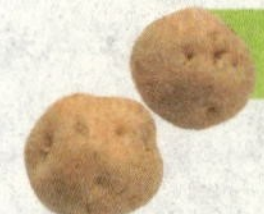

土豆　搓一搓，掐一掐

新土豆的表皮较薄，易被搓掉，含水较多，掐掐肉可出水。
老土豆的表皮较厚，肉质较干，表皮不容易被搓掉。

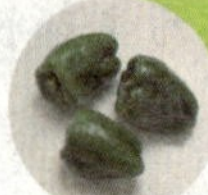

青椒　注意果形与颜色

新鲜青椒整体饱满，充满水分，质感较硬，椒柄呈绿色。
放久了的青椒质感较软，表面有褶皱，一些部位还有黑斑。

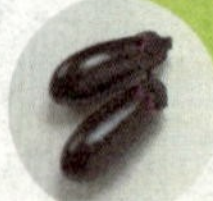

茄子　看手感和带状环

新鲜茄子的表面亮泽高，萼片与果实连接处的带状环大，手握有粘滞感。
老茄子的表皮皱缩、光泽黯淡，手感发硬。

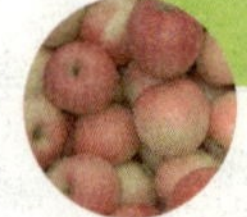

苹果　看果蒂，闻气味

新鲜苹果的蒂是浅绿色的，闻起来有股天然清新的果香味。
苹果蒂如果是枯黄或者黑色的，一定存放了很久。

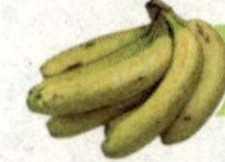

香蕉　观察果皮，捏捏果身

成熟的香蕉皮色鲜黄光亮，两端带青，轻轻用手指捏果身，富有弹性。
尽量不买果皮没有梅花点的香蕉，极有可能是化学催熟的。

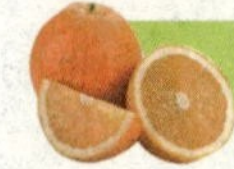

脐橙　摸一摸，看一看

新鲜脐橙上端的小枝还在，叶子没有枯萎，果肉紧实，摸上去有弹性。
当心颜色鲜红有亮泽、摸上去细腻顺滑的脐橙，多为经过打蜡抛光的产品。

干货、调味类

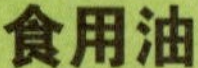

食用油　涂到纸上烧一烧

优质食用油香味浓郁，明亮透明，涂在纸片上点燃后不会发出响声。
地沟油油色暗，透明度较差，涂在纸片上点燃后会发出“叭叭”“吱吱”的声音。

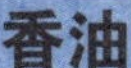

香油

摇摇瓶身，看效果

优质香油摇晃后不起泡或只起少量泡沫，而且很快消失。
掺假香油杂质较多，摇晃后泡沫多，不易消失。

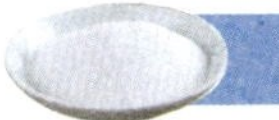

碘盐

观察包装和袋口

精制碘盐包装较好，袋质较厚或有覆膜，封口整齐、严密。
假碘盐所印“加碘”“加碘盐”字迹模糊不清，包装简单、不严密，封口不整齐。

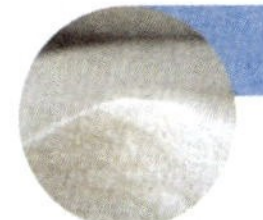

味精

观察颗粒和色泽

优质味精颗粒形状一致，色洁白有光泽，颗粒间呈散粒状态，无杂质。
劣质味精颗粒形状大小不一，颜色发乌或发黄，颗粒成团或结块。

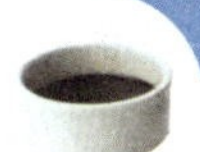

酱油

摇晃酱油瓶，观察泡沫

优质酱油摇晃瓶身后，泡沫均匀，不容易散。
劣质酱油质地混浊、有沉淀物、有杂质，直接食用有可能致病。

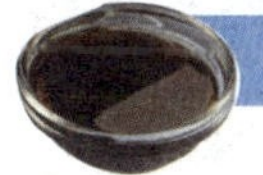

醋

摇晃醋瓶，观察泡沫

正宗陈醋用面粉、糯米、大米酿造，摇晃醋瓶后泡沫多，购买时可仔细看标签上的配制原料。
假醋多用醋精兑水而成，颜色较浅，有不良气味或酸味刺鼻，有沉淀物。

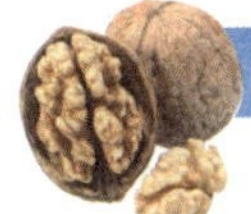

核桃

摇摇瓶身，看效果

优质香油摇晃后不起泡或只起少量泡沫，而且很快消失。
掺假香油杂质较多，摇晃后泡沫多，不易消失。

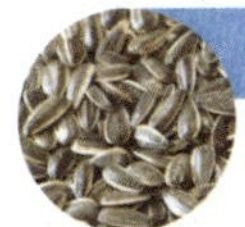

瓜子

观察果荚和果仁

优质瓜子的瓜子仁饱满完整，肉质白净，吃到嘴里有香味。
劣质瓜子的瓜子仁干瘪无肉，一些瓜子仁还会变成褐色，往往带有异味。

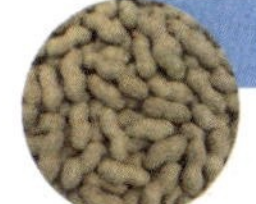

花生

摇摇瓶身，看效果

优质花生的果荚呈土黄色或白色，色泽分布均匀一致，具有花生特有的气味。
劣质花生的果荚呈灰暗色，果仁呈紫红色、棕褐色或黑褐色，有霉味。

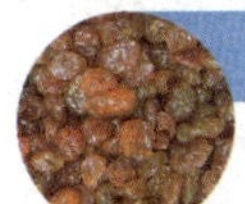

蜜饯

观察包装和袋口

优质蜜饯饱满完整，表面糖霜覆盖均匀，酸甜适中，果香扑鼻。
劣质蜜饯残缺不全，往往混有异物，尝起来有些发苦，带有异味。

安全买菜速查清单

随用随查，健康可靠，有毒的食物全丢掉

五谷类

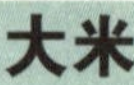

大米
摸一摸，看外观

优质大米颜色青白、米粒完整，坚实饱满，具有天然的米香味。
掺了矿物油的“毒大米”，呈浅黄色，手捻米粒会有油腻感。

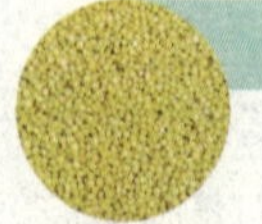

小米
捻一捻，闻一闻

优质小米的米粒小，颜色呈黄色或金黄色，色泽均匀，有清香味道。
劣质小米用手捻易碎或成粉末，色泽发暗，久存的陈小米有霉变或异味。

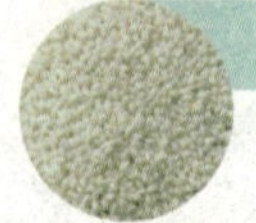

糯米
看颜色，闻气味

优质糯米粒大而饱满，均匀无杂质，颜色白皙有光泽，有米香味。
劣质糯米米色发暗或发黄，米中混有杂质，无糯米香味。

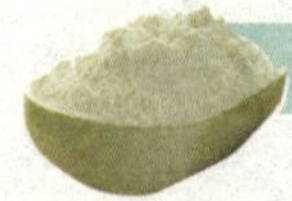

面粉
一看、二闻、三选

优质面粉呈乳白色或微黄色，具有天然麦香味，大多标明“无添加增白剂”。
使用增白剂的面粉颜色惨白或灰白，长期食用会损害肝脏。

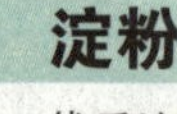

淀粉
辨外形，看手感

优质淀粉粗细均匀，性色泽洁白，有一定光泽，手攥不易成团。
劣质淀粉呈黄白或灰白色，并缺乏光泽，会出现结块、成团的现象。

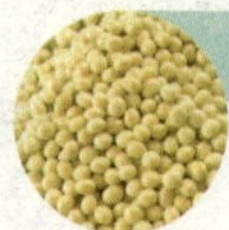

大豆
观察颜色和形状

优质大豆光泽度高、颗粒饱满且整齐均匀、干燥不潮湿，具有正常的香气和口味。
劣质大豆色泽暗淡或无光泽、颗粒瘦瘪、残缺不全、有酸味或霉味。

认识“GMP认证”标志

GMP即英文Good Manufacturing Practice的缩写，指的是优良制造标准。它是一套适用于制药、食品等行业的强制性标准，表示在生产过程中产品质量与卫生的安全。

按国家有关法规，GMP要求企业从原料、人员、设施设备、生产过程、包装运输、质量等方面均要达到卫生质量标准。通过GMP标准，企业卫生环境以及生产过程中存在的问题，都可得以改善。也就是说，在GMP标准的要求下，食品生产企业应具备良好的生产设备、合理的生产过程、完善的质量管理、严格的检测系统、合格的产品的质量以及食品安全卫生。

食品GMP认证的具体过程由食品药品监督管理局组织GMP评审专家来完成，专家会对食品生产企业环节流程进行各项指标检查，包括工作人员、培训、厂房设施、生产环境、卫生状况、物料管理、生产管理、质量管理、销售管理等，评定该企业是否达到GMP标准。

GMP认证的作用

GMP认证是食品生产必须遵循的标准，也是食品卫生监督部门提供监督检查的依据。

GMP特别注重对食品卫生安全的管理。其中有些规定是食品企业必须达到的最基本的条件，是实施食品安全和质量管理体系的前提条件。有了GMP认证，食品生产企业对原料、辅料、包装材料等要求会更严格，同时利用新技术、新设备，确保了食品的质量。